SOIGNER SA PEAU **AU NATUREL**

Groupe Eyrolles
61, bd Saint-Germain
75240 Paris Cedex 05

www.editions-eyrolles.com

La collection « Se soigner autrement » est dirigée par Anne Ghesquière, fondatrice de FemininBio.com, pour mieux vivre sa vie !

Dans la même collection :

Anticancer du sein, Prévenir et accompagner, Dr Bérengère Arnal-Morvan, Martine Laganier

Avertissement :
Les conseils proposés dans ce livre sont donnés à titre indicatif.
Ils ne peuvent garantir de guérison et ne remplacent en aucun cas le diagnostic ni les prescriptions d'un médecin.

Création de maquette : Hung Ho Thanh
Mise en pages : Caroline Verret

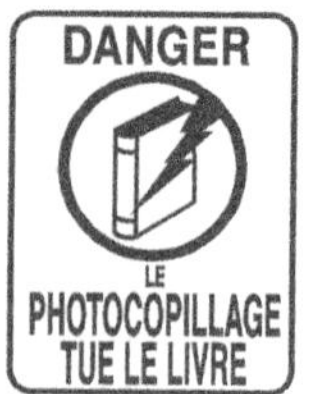

ISBN : 978-2-212-56462-4

Dr Paul Dupont
Dermatologue

SOIGNER SA PEAU AU NATUREL

De A comme Acné à Z comme Zona,
les meilleurs remèdes

EYROLLES

REMERCIEMENTS

À Valérie, pour son aide constante et son soutien.

Ce livre est dédié à tous ceux qui aspirent à un monde meilleur où la Nature sera enfin respectée car c'est en elle que l'être humain trouve sa subsistance et les moyens de se soigner.

SOMMAIRE

INTRODUCTION

Cet ouvrage n'est pas un livre consacré à la dermatologie classique et il n'est pas destiné à décrire les traitements allopathiques actuels. Chacun peut en effet trouver une solution adaptée à son cas auprès de son dermatologue.

Il a pour but de tracer les grandes lignes d'une médecine complémentaire. Car de plus en plus de personnes souhaitent se tourner vers une solution alternative naturelle. Elles pourront trouver dans ce livre de quoi contribuer à améliorer leur problème de peau en complément des traitements « classiques ».

Je vous fais part dans ce livre de mon expérience des soins naturels développée pendant une trentaine d'années de pratique dermatologique. Ce qui est écrit ici est factuel, observable et reproductible. Il ne s'agit pas de pures spéculations ou d'une compilation répétitive de sources non vérifiées. On pourrait m'opposer le fait que ce que j'énonce n'est pas fondé sur des études cliniques en double aveugle, comme c'est le cas pour les médicaments allopathiques. À cela, je répondrai qu'en matière de pratique dermatologique, une étude observationnelle vaut autant que toutes les études en double aveugle.

Lorsqu'une maladie de peau évolue, ses signes sont visibles et contrôlables. Il est donc facile de se rendre compte des effets bénéfiques de l'utilisation de soins naturels. De même, si la maladie est liée à une carence, et si en la corrigeant on voit la maladie disparaître, c'est bien que la carence en était la cause. La maladie de peau n'en est alors qu'un symptôme parmi d'autres. Quand une verrue disparaît et ne réapparaît pas, c'est bien qu'elle est guérie. Nul besoin de comparer l'effet des traitements naturels à des placebos si le soin est efficace et systématiquement reproductible – même s'il y a quelques exceptions liées le plus souvent au fait que le patient ne suit pas correctement le soin.

Cette médecine naturelle dermatologique est tirée de sources anciennes, réactualisées et remises à jour grâce aux méthodes actuelles d'extraction et aux progrès de la pharmacognosie. Aucune médecine chimique de synthèse ne pourra remplacer les milliers de nutriments, d'ingrédients actifs, de molécules des plantes que l'on sait aujourd'hui analyser, extraire et conserver.

L'intérêt de la médecine naturelle, c'est qu'elle est durable, non polluante, moins agressive, mieux tolérée. Quand les plantes sont correctement utilisées, elles sont dénuées d'effets secondaires. Elles sont souvent en sympathie avec nos organes et soignent les causes de leur déséquilibre.

Le problème de la dermatologie actuelle, c'est qu'elle est trop liée à une industrie : celle du médicament, qui s'est complètement éloignée du naturel pour ne se vouer qu'au synthétique. Cette médecine chimique est un échec pour trois raisons : d'abord, car elle est devenue trop coûteuse, car elle nécessite des soins très longs du fait de la dépendance aux médicaments ; ensuite, parce qu'elle ne traite bien souvent que les symptômes et non les causes ; enfin, cette médecine chimique provoque des effets secondaires que l'on nomme aussi effets indésirables (pour ne pas dire toxiques). Ce type de médecine a obligé la faculté à créer une nouvelle branche de la dermatologie qui s'occupe essentiellement des maladies de peau induites par les médicaments chimiques : les toxidermies (les effets toxiques des médicaments de synthèse sur la peau).

Il faut revenir à une médecine liée à la nature. Et c'est dans cet esprit que ce livre a été rédigé. Je ne prétends pas pouvoir guérir ainsi toutes les maladies de peau, mais mes conseils seront utiles à ceux qui souhaitent se soigner suivant des principes qui respectent à la fois la nature et leur corps.

Si une personne veut avoir une santé durable, il faut d'abord lui enseigner comment augmenter l'énergie vitale de son corps, comment la renouveler, la régénérer, et comment renforcer ses propres défenses. Or, cette énergie existe dans la nature, et elle est aussi inépuisable que l'énergie solaire. On la trouve dans les plantes et les aliments comme nous le verrons à travers les protocoles de soins alternatifs et naturels que je vous propose.

Ainsi cet ouvrage sera constitué de deux parties. Dans la première partie, il sera question de la peau en général, de ses fonctions. En quoi la peau est le reflet de notre santé, des carences, et je traiterai donc de l'intérêt des vitamines et des oligoéléments pour la peau. Puis je donnerai des conseils pratiques cosmétologiques et je traiterai des relations entre la peau et le soleil.

Dans la seconde partie, seront abordées les principales maladies de la peau avec, pour chacune d'elles, des solutions naturelles. Pour chacune de ces maladies, il faut tenir compte du psychisme, traiter de l'intérieur et de l'extérieur. Dans cette partie, je vous ferai part des conseils que je donne à mes patients et vous proposerai des protocoles qui m'ont permis d'améliorer la santé du plus grand nombre d'entre eux. Grâce à l'homéopathie, la phytothérapie et les huiles essentielles, et surtout grâce à la correction de carences par des compléments alimentaires naturels.

PARTIE 1

LA PEAU, FAISONS LE POINT

CHAPITRE 1

LA PEAU, REFLET DE NOTRE ÉTAT DE SANTÉ

La peau, reflet des fonctions de nos organes

Vouloir soigner les maladies dermatologiques en ne s'intéressant qu'à la peau est une approche erronée. Car la peau est en interrelation étroite avec tous les autres organes du corps et leur fonction.

Il n'est donc pas possible de guérir durablement si on ne soigne pas parallèlement les organes dont la déficience se traduit au niveau de la peau. Comme nous le verrons au fur et à mesure des pages, chaque maladie de peau est en relation avec au moins un système, une fonction, un organe du corps humain.

Prenons quelques exemples :

- On sait aujourd'hui que, souvent, les mycoses trouvent leur origine dans l'intestin, l'eczéma, tout comme l'urticaire, dans le foie, l'intestin et le système immunitaire.
- Le psoriasis est un trouble métabolique dans lequel le foie et le système nerveux interviennent. Le phénomène de grattage peut être lié aux reins, au foie, à la lymphe.
- L'acné est largement lié aux ovaires chez la femme et aux glandes sexuelles et surrénales chez l'homme.
- La rosacée est soit causée par une gastrite, soit par une congestion utérine.

- La dermite séborrhéique est souvent un dérèglement de la vésicule biliaire et du pancréas.

Les anciens avaient aussi observé qu'il existe des zones de projection somatotopiques. En d'autres termes, certaines zones de la peau comme le visage, les oreilles, la paume des mains, la plante des pieds ont des zones de correspondances avec nos organes. C'est ce qui fonde la réflexologie plantaire ou l'auriculothérapie. Par exemple, le menton est souvent lié aux organes génitaux, les pommettes aux poumons, le nez et les ailes du nez au foie et à la vésicule biliaire, les tempes au pancréas, le dessous des yeux aux intestins et les paupières aux reins, etc.

En savoir plus

- Voir Raphaël Nogier. *Introduction pratique à l'auriculothérapie*. Satas éditions, 2010.
- Dwight C. Byers. *Meilleure santé par la réflexologie des pieds*, Ingham Pub, 1988.

Tout cela doit donc engager à se servir des maladies de la peau comme de symptômes qui traduisent un terrain déficient. Et donc pour les soigner, il faut aussi traiter les organes qui leur sont liés.

La peau, organe réflexe de notre état psychique

Il y a encore quelques années, on ne parlait que très peu du lien entre le psychisme et la peau. Pourtant, ce lien existe bel et bien. Mes trente années consacrées à soigner des maladies de la peau m'ont permis de constater qu'elles ont pratiquement toutes une relation avec ce qu'on appelle le stress. Le stress n'est pas en soi quelque chose de négatif et ne peut lui-même provoquer de maladie.

La maladie, lorsqu'elle est liée au stress, est la conséquence d'une mauvaise adaptation à des événements extérieurs contrariants ou traumatisants.

Le stress n'est pas la seule cause des maladies de peau, comme d'ailleurs de biens d'autres pathologies. Il y a les microbes, l'hérédité, divers états constitutionnels et fonctionnels. J'ajouterai même que les maladies de la peau sont aussi la plupart du temps secondaires à des carences nutritionnelles notamment en vitamines, en oligoéléments, en phospholipides, etc. Mais aussi à des carences affectives. C'est par exemple le cas de l'eczéma de l'enfant. Comme nous le verrons, il est souvent aggravé par un manque d'affection.

Ainsi donc, le stress favorise le déclenchement de nombreuses maladies de peau telles que l'eczéma, le psoriasis, l'urticaire. Tout comme on se met à suer sous l'effet d'une émotion, de même on peut se gratter quand on est contrarié. L'expression populaire, « avoir les nerfs à fleur de peau », prend ici tout son sens. Quand on est agressé, le fait que les cheveux et les poils se hérissent traduit la mise en jeux d'un phénomène involontaire, lié au système neurovégétatif. C'est une boucle réflexe dans laquelle le psychisme intervient.

On pourrait dire en résumé que, pour bien se sentir dans sa peau, il est indispensable de bien se sentir dans sa tête.

En savoir plus

- Voir Paul Dupont, *Le stress et la découverte de soi*, Diffusion DRC, 2001.

L'affaiblissement de l'organisme et le vieillissement

Notre organisme n'est pas constitué seulement de molécules et il ne vit pas uniquement grâce au simple métabolisme ou à des réactions physicochimiques. Notre vie est liée à une énergie vitale que nous devons renforcer par notre respiration et par les aliments que nous absorbons.

L'exercice physique renforce cette énergie en permettant à nos organes vitaux de la faire circuler. Cette énergie dépend aussi de notre état psychique. Si nous sommes en harmonie avec nous-même, elle passe d'un organe à l'autre et nos glandes endocrines ont un fonctionnement harmonieux.

En savoir plus

- Voir Paul Dupont, *Les glandes endocrines et notre santé*, diffusion DRC, 1999.

Quand nous ne sommes plus en harmonie avec nous-même, avec notre entourage ou avec les personnes que nous côtoyons, nous perturbons cette énergie. Elle se bloque ou elle diminue et l'organisme tout entier s'en ressent.

Une bonne méthode naturelle pour recharger cette énergie est de pratiquer des exercices de relaxation, de respiration et de méditation. Puis de conserver des pensées positives.

Le vieillissement est aussi une des causes des maladies de peau. C'est d'ailleurs une baisse progressive des ressources de l'énergie vitale qui n'est plus suffisante pour régénérer rapidement nos organes et leur fonction. Mais cela n'est pas toujours lié à l'âge ; un des moyens pour connaître notre état de vieillissement et son état général est de vérifier l'oxydation de l'organisme et de regarder sa peau. Car il y a un signe facile à identifier et à surveiller : l'héliodermie. On peut en effet s'en servir comme un marqueur du degré d'oxydation de l'organisme (voir le chapitre consacré au vieillissement prématuré de la peau, ou héliodermie).

Les carences en oligoéléments et en vitamines

De plus en plus d'études scientifiques établissent un lien étroit entre les maladies de peau et les carences ou déficiences en vitamines et oligoéléments. Il est donc intéressant de préciser le rôle connu de ces nutriments.

■ Les vitamines

La **vitamine A** (rétinol) : elle protège l'épiderme et favorise sa cicatrisation. Elle participe à son hydratation et permet d'éviter que les germes ne collent à la peau (lutte contre le biofilm bactérien). Sa carence entraîne une sécheresse cutanée et l'apparition de kératoses sur le bord externe des bras et des cuisses.

Les **provitamines A** et les **caroténoïdes** : ce sont des antioxydants. En tant que pigment, ils protègent la peau des UV, tout comme les vitamines C et E. Leur carence entraîne les mêmes signes que la carence en vitamine A.

Les **vitamines B** : elles permettent la croissance de tous les tissus et, de ce fait, ont une action sur la peau et les phanères. Elles servent également au métabolisme des lipides.

- La vitamine B1 (thiamine) : elle régule la croissance, lutte contre l'acidité et favorise le système nerveux sympathique. Sa carence au niveau de la peau favorise l'acidité et le grattage.
- La vitamine B2 (riboflavine) : elle protège les yeux et la peau. Son déficit se manifeste par des signes cutanéomuqueux et oculaires. La dermite séborrhéique ou la perlèche lui sont souvent liées.
- La vitamine B3 (niacine) : elle contribue à la protection de la peau vis-à-vis des UV. Sa carence se manifeste par la lucite estivale et, à un degré plus important, par la pellagre (des rougeurs à la tête, au cou et aux paumes des mains).

- La vitamine B5 (acide pantothénique) : elle contribue à la cicatrisation de la peau et des muqueuses, ainsi qu'à la pousse des cheveux. Sa carence se manifeste par une alopécie.
- La vitamine B6 (pyridoxine) : elle contribue à l'adaptation au stress. Elle va donc diminuer l'impact du stress sur les maladies de peau (acné, eczéma, psoriasis, etc.). La dermite séborrhéique et la perlèche lui sont aussi liées.
- La vitamine B8 (biotine) : elle contribue à la régulation des sécrétions de sébum et permet donc d'éviter que la peau et le cuir chevelu ne soient trop gras. Sa carence entraîne une hyper-séborrhée, l'acidité grasse des plis. Cela favorise les mycoses (intertrigo, candidose, péri-onyxis). Chez le nourrisson, sa carence provoque les croûtes de lait, l'érythème fessier.

La **vitamine C** (acide ascorbique) : c'est un antioxydant qui contribue à régénérer la peau et la mélanine et favorise sa cicatrisation. Elle joue ce rôle en commun avec la vitamine E. Sa carence entraîne une inflammation des gencives et des saignements qui peuvent favoriser le déchaussement et la chute des dents. Au niveau de la peau, elle se manifeste par une tendance à mal cicatriser et une kératose pilaire au niveau des bras et des cuisses – cette rugosité est liée à la fois à la carence en vitamines A et C.

La **vitamine E** (quatre tocophérols et tocotriénols) a une action antioxydante. Elle protège les acides gras essentiels de l'oxydation, avec notamment une action bénéfique sur les membranes cellulaires qui sont justement formées de ces acides gras. Elle lutte contre le vieillissement cutané. Sa carence entraîne une accélération des signes d'oxydation de la peau, ce que l'on nomme l'héliodermie.

Les **acides gras essentiels** ou **vitamine F** : les oméga 3 (EPA, DHA) des huiles de poissons et certains oméga 6 (GLA) présents par exemple dans l'huile d'onagre assurent à la peau son hydratation et sa réparation. Sous la forme de lécithine (phospholipides), ils permettent la cohésion entre les cellules, redonnent à la peau sa souplesse. Leur carence se traduit par une peau sèche et une mauvaise cicatrisation ; la peau a tendance à s'épaissir, à perdre sa souplesse, la diminution de la sudation favorise l'acidité et le grattage.

Les oligoéléments

- Le **calcium** : il régule la fonction nerveuse, notamment au niveau de la peau, et contribue à l'hydratation. Il est indispensable à l'intégrité des membranes cellulaires. Sa carence se traduit par une peau sèche, squameuse, des ongles cassants, une chute des cheveux, des poils, des cils – et surtout, ce qui est plus caractéristique, par une chute des poils sous les bras.
- Le **cuivre** : il est lié à la vitamine C. Il joue aussi un rôle d'anti-inflammatoire et d'antiseptique pour la peau. Sa carence peut favoriser le blanchiment des cheveux et rendre la peau plus sensible aux infections.
- Le **fer** : il intervient dans le transport de l'énergie, mais aussi dans la cicatrisation. Sa carence entraîne une chute des cheveux, de la fatigue, une plus grande sensibilité de la peau aux infections et perturbe la cicatrisation.
- L'**iode** : il intervient dans le métabolisme énergétique, dans la plupart des fonctions de la peau, notamment dans la cicatrisation et la lutte contre l'infection. Sa carence se traduit par une peau sèche, une chute des cheveux, de la fatigue, une plus grande sensibilité de la peau aux infections et perturbe la cicatrisation. Un des petits signes de cette carence est la perte du velouté du coude.
- Le **lithium** : bien qu'il n'ait pas d'action directe sur la peau (sauf à forte dose où il peut provoquer du psoriasis), il est néanmoins actif de manière indirecte. En effet, il agit sur le système nerveux autonome et favorise l'action du magnésium. Sa carence se traduit par de l'instabilité émotionnelle accompagnée de nervosité et d'anxiété. Certaines formes d'hypersudation nerveuse peuvent être aggravées par la carence en lithium et en magnésium.
- Le **magnésium** : il régule la fonction nerveuse, notamment au niveau de la peau, et sert de cofacteur aux vitamines B. Il est indispensable à l'intégrité des membranes cellulaires. Par son action apaisante, il concourt à soigner l'ensemble des maladies de peau dont les poussées sont liées au stress.
- Le **manganèse** : il intervient dans la synthèse du tissu conjonctif de soutien. C'est aussi un antioxydant. C'est le cofacteur des vitamines E et B12. Il sert également à lutter contre les allergies. Sa carence favorise les relâchements de la peau et la tendance allergique.
- Le **phosphore** : il intervient dans la mise en réserve de l'énergie et il est lié aux oméga 3 dans les phospholipides. C'est sous cette forme (lécithine) qu'il

est le plus utile à l'organisme. Il sert également à lutter contre les allergies. Sa carence favorise les relâchements de la peau et la tendance allergique.

- Le **sélénium** : c'est un puissant antioxydant qui lutte contre le vieillissement de la peau. Il intervient comme cofacteur de la vitamine E. Sa carence favorise l'héliodermie, ainsi que les ongles ternes et striés.
- Le **silicium** : il permet la synthèse des fibres de collagène et d'élastine dans les tissus conjonctifs. Sa carence entraîne une perte de la souplesse de la peau qui devient plus sèche, moins épaisse et favorise l'apparition des rides et des relâchements.
- Le **soufre** : il régule les éliminations et la détoxification par le foie. Sa carence donne une peau plutôt grasse et malsaine, une tendance à l'échauffement et aux sécrétions sudorales épaisses. Les cheveux sont plus gras.
- Le **zinc** : il intervient dans la cicatrisation et lutte contre les inflammations et les maladies auto-immunes. Sa carence peut provoquer des lésions inflammatoires notamment aux extrémités et autour des lèvres (dermites péribuccales et acrodermites). Des taches blanches sur les ongles peuvent être liées à une carence en zinc, calcium et vitamine D.

CHAPITRE 2

LA PEAU ET LE SOLEIL

La peau a besoin du soleil pour se régénérer et c'est à travers elle que les rayons agissent sur notre santé. Par exemple, c'est grâce aux bains de soleil que notre organisme reçoit la vitamine D qui est une véritable hormone.

Le rôle de la mélanine

La mélanine est le pigment foncé de la peau dont le rôle est d'absorber les rayonnements ultraviolets et infrarouges pour les transformer respectivement en énergie biochimique et en chaleur. La mélanine protège la peau des dommages induits par les UV. Elle détourne ce rayonnement à son profit et évite de ce fait que l'ADN des cellules de l'épiderme ne soient lésées. Une bonne pigmentation et un bon hâle naturel sont donc un gage de bonne santé. Cela ne signifie pas pour autant que la santé est liée à la quantité de mélanine. Simplement, ce pigment adapte notre organisme en fonction de la latitude où nous résidons.

Le rôle des vitamines naturelles

Les vitamines jouent un rôle des plus importants au niveau de la peau. Elles servent elles aussi de pigments absorbants des UV. Cela est vrai notamment pour les caroténoïdes, qui doublent l'action de la mélanine. La vitamine C et la vitamine E assurent une protection antioxydante. Elles préviennent la dégradation de la mélanine. La vitamine E maintient une bonne hydratation de la peau. Mais sous l'effet du soleil, ces vitamines sont rapidement dégradées. On considère qu'en huit jours d'exposition, elles sont détruites. Il faut donc en apporter quotidiennement par l'alimentation ou par des compléments naturels.

Comment préparer la peau au soleil

De nombreuses personnes craignent le soleil en raison des brûlures qu'il peut occasionner, ou tout simplement parce qu'elles ont remarqué que lorsqu'elles commencent à s'exposer, elles ont des réactions – pouvant aller jusqu'à la lucite (qui est une sensibilité de la peau au soleil en raison de carences en vitamines B).

Pourtant, on aime bien, l'été, avoir « bonne mine », un beau teint hâlé étant un signe de bonne santé. En fait, c'est la mélanine qui assure un beau teint. Voyons comment stimuler la synthèse de ce pigment naturel et éviter son oxydation.

■ Ce qu'il ne faut pas faire

Les cabines UV

Elles n'ont aucun intérêt préventif ni aucun bénéfice pour la peau : les UV artificiels provoquent bien une coloration, mais cela aux dépens de la mélanine qu'ils oxydent. Ils n'ont pas la capacité de régénérer la mélanine et n'induisent pas d'épaississement protecteur de la peau. En outre, ce sont en général des UVA, dont on sait qu'ils augmentent le risque de cancer de la peau. Enfin, ils ne favorisent pas la synthèse de la vitamine D indispensable à l'organisme. Ils ne préparent en aucun cas la peau au soleil, comme d'aucuns le prétendent.

Les compléments alimentaires bronzants

Ils sont de deux sortes : les photo-sensibilisants et les photo-actifs.

- Les photo-sensibilisants, pris lors des séances UV, rendent la peau plus sensible aux rayonnements. Ils augmentent donc le risque de coups de soleil, de réactions photo-allergiques ou photo-toxiques. Surtout, leur effet peut durer jusqu'à 12 heures après leur absorption. Le risque est alors d'avoir une cataracte précoce ou des lésions pigmentaires rétiniennes.

C'est pour cette raison que le port des lunettes anti-UV est indispensable, non seulement pendant une séance d'UV, mais aussi dans les 12 heures qui suivent l'absorption de ce type de complément alimentaire. Car on risque des lésions rétiniennes pendant le reste de la journée, voire même le lendemain, tant que le produit photo-sensibilisant est encore dans le sang.

- Les photo-actifs sont eux en général à base de carotène de synthèse ou d'autres pigments synthétiques. Une fois absorbés par la peau, ils agissent comme des colorants. Mais ils sont cancérigènes autant pour la peau que pour l'intestin, car ce sont des oxydants. Un des signes qui traduit leur effet délétère est l'apparition, après leur absorption, de taches blanches (achromies) au sein d'une peau très bronzée. Ces taches indélébiles profondes sont la traduction de l'oxydation de la peau (héliodermie). Il ne faut toutefois pas les confondre avec les dépigmentations liées aux mycoses de plage.

Les produits cosmétiques bronzants

À base d'acétone, même naturelle, ce ne sont pas des protecteurs, seulement des colorants. D'ailleurs, on devrait les nommer ainsi et ne pas faire abusivement croire qu'ils font bronzer. Ils provoquent une réaction chimique dans la couche superficielle de la peau, qui donne une coloration jaunasse très superficielle. Comme pour les cabines UV, ils ne préparent en aucun cas la peau à l'exposition solaire.

■ Ce qu'il est recommandé de faire

S'exposer progressivement

Pour préparer la peau au soleil, il faut commencer à s'exposer tôt dans l'année. Si possible dès le mois d'avril. En tenant compte du décalage horaire, une exposition vers 11 h (9 h au soleil) est sans risque à cette saison, où le soleil est moins vertical. À partir de mai, il est déconseillé de s'exposer après 11 h 30, et à partir de juin, il est impératif de se protéger au-delà de cette heure. Le soir, les heures favorables à une exposition sont après 17 h en avril, après 17 h 30 en mai, après 18 h à partir de juin.

Les bains de soleil doivent concerner le corps entier et être progressifs : 10 minutes les premières semaines, puis 15 minutes, puis 20 minutes. Il est souhaitable de porter des lunettes de soleil et un chapeau.

Pour activer la mélanine, on peut utiliser dès le mois d'avril des compléments alimentaires spécifiques, mais à la condition absolue qu'ils soient naturels, en surplus d'une alimentation ciblant les aliments riches en vitamines A et C. Ce sont en effet ces vitamines qui vont activer et protéger la mélanine.

Les vitamines à appliquer directement sur la peau

On peut utiliser des vitamines naturelles en application sur la peau, dont l'effet est bénéfique, à condition qu'elles soient naturelles et non pas synthétiques – ces dernières produisant l'effet inverse de celui recherché. Ces vitamines peuvent être régulièrement trouvées dans l'alimentation ou prises sous forme de compléments alimentaires naturels, ou appliquées sur la peau sous forme de crèmes, notamment pour leur effet direct de protecteur antioxydant. En local, leur action sur le vieillissement cutané a même été mise en évidence, ainsi que leur capacité à diffuser dans l'épiderme et jusque dans le derme.

Cette action des vitamines A, C et E s'exerce de la manière suivante :

- Au niveau de l'épiderme, la vitamine A régule le développement de l'épiderme. Son déficit induit sécheresse et altération de la peau. Associée à la vitamine E, elle régule les pertes en eau. La vitamine E de son côté permet une amélioration du film lipidique cutané. La prise de vitamine E associée à son application locale améliore donc assez rapidement la sécheresse cutanée.
- Au niveau du derme, les vitamines A et C augmentent la synthèse des fibres de collagène. La vitamine E augmente la micro-circulation cutanée. La vitamine C augmente l'élastine du derme après application locale chez l'homme. Il s'ensuit une meilleure souplesse de la peau qui se raffermit.
- Les vitamines A, C et E ont une activité anti-radicalaire. La vitamine E protège les membranes cellulaires de la peroxydation lipidique. Les membranes des cellules sont plus toniques et permettent un meilleur échange entre les cellules. Cette vitamine diminue l'érythème UVB induit et protège les noyaux cellulaires. La vitamine C présente également un effet anti-UV contre

l'érythème solaire. Une activité anti-tumorale de la vitamine E a même été observée chez l'animal.

- Au niveau du vieillissement cutané : les vitamines E, A et C ont une activité anti-ride. La vitamine E et la vitamine A augmentent l'épaisseur de l'épiderme. Elles accélèrent également la cicatrisation. Les lésions inflammatoires locales traitées par la vitamine E diminuent rapidement. Elle atténue également érythème et démangeaisons de façon significative.
- On observe que l'application locale chez l'homme de vitamines A, C et E diminue la sécheresse cutanée et augmente également l'élasticité de la peau.
- L'exposition aux UVA pouvant réduire jusqu'à 90 % la teneur en vitamine A du derme, il est intéressant d'apporter cette vitamine par voie topique après exposition au soleil. L'action des vitamines A, C et E sur la prévention du vieillissement cutané ainsi que sur la cicatrisation a été démontrée. Ces vitamines naturelles sont utiles en topique local après l'exposition solaire.

CHAPITRE 3

LA PEAU ET LES COSMÉTIQUES

La peau est un organe particulièrement sensible aux parfums et aux huiles essentielles ; leurs molécules traversent facilement la barrière cutanée et se retrouvent dans le sang.

Le terme cosmétique est rattaché à la beauté, et se veut une image de bonne santé. Malheureusement, les ingrédients utilisés dans les cosmétiques synthétiques ne sont pas forcément sans danger. Ils peuvent provoquer non seulement des problèmes de peau, mais aussi induire une intoxication chronique de l'organisme.

Pour ma part, je privilégie les produits biologiques, car de grands progrès ont été réalisés dans la galénique des produits végétaux. Mais sont-ils vraiment tous biologiques alors que le label bio est autorisé avec seulement 10 % d'ingrédients biologiques ?

Il faut repenser la cosmétique en la mettant en relation avec la santé, et pas seulement avec la beauté d'apparence. La cosmétique ne doit plus relever de la superficialité. Les soins proposés dans ce domaine doivent comporter des conseils d'hygiène de vie et garantir l'utilisation d'ingrédients sains, non polluants, et fabriqués avec rigueur.

Les ingrédients cosmétiques à éviter

Certaines maladies comme l'hypertension, le cancer, les leucémies pourraient être en partie liées aux molécules pétrochimiques des parfums. Les sprays à base de parfums chimiques, tout comme les parfums synthétiques dans les écrans solaires et les crèmes pour le visage sont nocifs. Ils développent à la longue des allergies très pénibles. Le corps ne faisant plus ensuite la différence entre le naturel et le synthétique, il devient allergique aux huiles essentielles et aux aliments qui en contiennent, comme les épices.

Il est très difficile de savoir si les ingrédients mentionnés dans la liste INCI des produits cosmétiques (liste des ingrédients définis selon une terminologie biochimique) sont naturels ou synthétiques. Seul le label bio peut garantir qu'il n'y a pas de molécules synthétiques dangereuses. Tout en sachant bien sûr que même le bio peut contenir des produits allergisants. Mais ils ne sont en aucun cas aussi néfastes pour la santé que ces produits de l'industrie pétrochimique.

Les molécules dérivées de l'industrie du pétrole sont très nombreuses et sont aujourd'hui malheureusement présentes dans la plupart des cosmétiques ; il serait illusoire de vouloir toutes les décrire et d'annoncer leurs effets dangereux. Je me contenterai ici de reprendre une liste non exhaustive des molécules connues qu'il faut éviter ; on les trouve à la fois dans les crèmes, les gels douches, les shampoings, les produits couvrants, les produits ménagers, les fards et rouges à lèvres et même dans les dentifrices. Voici donc une liste avec les noms de ces ingrédients, suivis de leur nomenclature INCI (c'est-à-dire le terme employé pour les désigner dans la liste des ingrédients) :

- Les **huiles minérales** (paraffine et vaseline – paraffinum liquidum, petrolatum, huile minérale). Ce sont tout simplement des hydrocarbures liquides obtenus à partir du pétrole. Ces huiles bouchent les pores, ne sont pas compatibles avec notre épiderme, polluent l'environnement, provoquent à la longue des irritations et de l'eczéma. Le comble, c'est qu'elles sont présentes dans certaines crèmes hydratantes utilisées pour hydrater la peau dans des cas d'eczéma et sont remboursées par la sécurité sociale ! Ces huiles pétrochimiques peuvent être dangereuses si elles sont absorbées. Il faut donc se méfier des rouges à lèvres qui en contiennent, ainsi que des crèmes pour le buste chez les mamans qui allaitent.

- Les **silicones** (methicone, dimethicone, dimethiconol, cyclopentasiloxane, phényldiméthylpolysioxane, siloxane). Ils sont souvent présents dans les shampoings, les crèmes et les déodorants. Ils trompent l'utilisateur en donnant l'impression de douceur sur la peau. Leur seul intérêt est d'éviter la déshydratation en formant un film obstructif, mais ils empêchent aussi la peau de respirer et bloquent sa fonction naturelle d'émonctoire. Sur le visage, ils favorisent donc les points noirs.
- Les **isothiazolinones** (méthylisothiazolinone, méthylchloroisothiazolinone, MIT, MI). Ce sont de puissants agents antibactériens utilisés comme conservateurs en remplacement des parabens. On les retrouve donc de plus en plus dans les shampoings, crèmes, savons, gels douche. Mais aussi dans les produits ménagers, et même dans les lingettes nettoyantes pour bébé. Ce sont des produits biocides sources de nombreuses allergies et d'eczémas de contact de plus en plus nombreux. Les conservateurs de ce groupe sont aussi présents dans les produits vaisselle, les peintures, etc.
- Les **parabens** (butylparaben, éthylparaben, methylparaben, propylparaben, parahydroxybenzoate de méthyle, 4-hydroxybenzoate de propyl, isopropylparaben). Ce sont des conservateurs utilisés dans la plupart des produits cosmétiques non bio. Le problème, c'est qu'ils pénètrent rapidement dans l'organisme, et l'on pense qu'ils sont probablement cancérigènes. Des études ont montré que leur usage pouvait expliquer l'augmentation de l'incidence des tumeurs cancéreuses du sein. On voit donc de plus en plus de produits marqués « sans paraben » – mais cela ne signifie pas pour autant qu'ils sont dans danger, car d'autres substances tout aussi dangereuses les remplacent.
- L'**éther de glycol** (phénoxyéthanol, phénoxytol). Il est souvent utilisé en remplacement des parabens. En fait il est tout aussi dangereux, car considéré comme perturbateur endocrinien. Il est source d'allergies souvent difficiles à diagnostiquer, car lorsqu'il est présent dans un shampoing, les utilisateurs ne font pas le lien avec leurs démangeaisons sur le corps.
- Les **filtres UV** (benzophénone, benzyl salicylate, butyl methoxy-dibenzoylmethane, PABA, titanium dioxide, camphor benzalkonium methosulfate). Ils pénètrent la peau, passent dans le lait maternel, se

concentrent au niveau du foie, perturbent les hormones. Et ils sont présents malheureusement l'été dans la mer près des plages surpeuplées.

- Le **triclosan** (triclosan, éther de diphényle d'hydroxyle, trichloro, carbanilide). Il va être bientôt interdit dans les dentifrices où il était auparavant très présent. On le retrouve dans des crèmes, des mousses à raser, des déodorants. Il pénètre facilement l'épiderme, est susceptible de provoquer des troubles neurologiques, de la stérilité par perturbation ovarienne et des cancers.

En savoir plus

- Vous pouvez consulter le site de l'Observatoire des cosmétiques (www.observatoiredescosmetiques.com/) ou la page de Phybiosphère santé consacrée au sujet (http://nutraceutic.org/cosmetiques-dangereux/).
- Je vous invite à lire l'article de Lee-Sandra Marie-Louise, « Shampoing, crème, savon : la liste noire des ingrédients nocifs », *Le Figaro*, 24 avril 2014 (http://madame.lefigaro.fr/beaute/shampooing-creme-savon-liste-noire-ingredients-nocifs-240414-851102).

Cette liste n'est malheureusement pas exhaustive. Il y a aussi de nombreuses molécules toxiques dérivées de l'industrie pétrochimique, notamment dans les parfums.

Les parfums synthétiques : attention, nocivité !

À moins d'être naturels, l'ensemble des parfums sont à mon avis dangereux pour la santé. Appliqués sur la peau ou inhalés, ils vont pénétrer dans l'organisme et peuvent perturber nos hormones et entraîner à la longue des maladies dégénératives, voire peut-être de l'hypertension.

Le problème, c'est qu'on n'a pas réalisé d'étude sur ces molécules pour garantir leur innocuité et que personne ne se préoccupe de faire le lien entre une maladie et un parfum chimique.

Ils entraînent un phénomène problématique, l'alliesthésie, qui se caractérise par une baisse de la sensation de plaisir induite par une odeur, qui conduit à utiliser des doses croissantes. En clair, plus on met de parfum, moins on le sent, donc on augmente les doses. Ce phénomène est également induit par les parfums de synthèse ajoutés aux aliments ou aux cigarettes pour induire non seulement une dépendance, mais aussi pour que le consommateur augmente les doses.

Bon à savoir

Le musc synthétique, un produit dangereux.
Musc xylène, musc ambrette, musc cétone, musc mosken, les muscs polycycliques : ces substances sont des perturbateurs endocriniens. Ils sont rapidement absorbés par la peau. Ils se concentrent dans le foie et les tissus graisseux, ainsi que dans le lait maternel. Un rapport de l'ANSM sur le musc xylène et le musc cétone mentionne qu'ils sont classés cancérigènes, et qu'ils persistent ensuite dans l'environnement où ils ne sont pas dégradés.

Il serait trop long d'énumérer ici tous les effets néfastes des parfums de synthèse sur la peau : on parle aujourd'hui d'allergie aux fragrances ! Et à la suite de leur utilisation prolongée, on devient allergique aux molécules naturelles proches que l'on trouve dans la nature. Puis aux aliments, ce qui se traduit par de l'eczéma, des dermites, de l'urticaire...

Pour ma part, je conseille à tous mes patients d'éviter les parfums comportant des molécules de synthèse et, quand ils les utilisent, de ne jamais les appliquer directement sur la peau et jamais en vaporisation.

Les produits cosmétiques bio

■ Les labels bio et cosmébio

En 2002, l'association professionnelle française Cosmebio® a mis en place un label pour les cosmétiques écologiques et biologiques : le label bio.

Pour qu'un produit puisse être labellisé Cosmebio®, un contrôle minutieux de la qualité du produit fini et une évaluation de l'ensemble du processus de production doivent être réalisés par un organisme certificateur indépendant et agréé, soit par Ecocert, soit par Bureau Veritas.

Le label Cosmebio® garantit aux consommateurs un produit de haute qualité, qui respecte des règles strictes quant à la nature et à la quantité des ingrédients. Il permet également de valoriser les substances naturelles et les produits végétaux issus de l'agriculture biologique, et ainsi de favoriser une démarche écologique respectueuse de l'environnement. De plus, certaines contraintes en matière d'étiquetage sont obligatoires, comme le pourcentage minimum d'ingrédients naturels ou d'origine naturelle, et le pourcentage minimum d'ingrédients issus de l'agriculture biologique.

Le label Cosmebio® garantit que :

- au minimum 95 % des ingrédients sont naturels ou d'origine naturelle ;
- au minimum 95 % des ingrédients végétaux sont issus de l'agriculture biologique ;
- au minimum 10 % de l'ensemble des ingrédients du produit fini sont issus de l'agriculture biologique ;
- au maximum 5 % sur le total des ingrédients du produit fini sont des ingrédients synthétiques.

En sachant que certains ingrédients synthétiques sont nécessaires pour assurer la conservation des produits mais ils sont alors choisis en conformité avec un référentiel bio. De plus, ils doivent répondre aux exigences d'une liste positive très restrictive, excluant notamment silicone, OGM, parabens, PEG...

En savoir plus

- Pour plus d'informations sur le label Cosmebio®, voir le site http://www.cosmebio.org/

Bon à savoir

Savez-vous pourquoi on ne peut pas réaliser un produit cosmétique dont les ingrédients sont tous issus de l'agriculture biologique ? Aujourd'hui, il est impossible de créer un produit cosmétique avec des ingrédients 100 % biologiques, pour la simple et bonne raison que la plupart du temps, l'eau et les minéraux (argile, pigment, etc.) sont les deux ingrédients principaux qui entrent dans la formulation d'un produit cosmétique. Or, par leur nature même, il est impossible de les certifier bio puisque les règles de l'agriculture biologique ne peuvent leur être appliquées. Il sera plus facile de trouver une huile végétale 100 % bio qu'un fard à paupières, composé de minéraux qui, par conséquent, affichera un pourcentage moindre d'ingrédients biologiques. Pourtant, ils respectent tous deux un cahier des charges strict et ils sont naturels.

Ce qu'il est important de savoir, c'est qu'au-delà des pourcentages et de la « simple certification » (qui est en soi un véritable challenge), les sociétés membres de Cosmebio® ont choisi d'adhérer à une charte éthique, donnant du sens au bio. Il s'agit de 9 200 références produits provenant de 500 marques qui s'engagent dans une démarche respectueuse de l'homme (responsabilité sociétale des entreprises, commerce équitable) et le respect de la nature (biodiversité, environnement). À ce propos, Cosmebio® a récemment publié un Baromètre de l'engagement des sociétés de cosmétiques bio.

Voilà donc un label qui offre au consommateur des garanties sérieuses !

■ Plus ou moins bio ?

Il faut lire les étiquettes pour connaître le pourcentage de bio dans un produit.

La tolérance des 10 % minimum pour être certifié a été adoptée pour permettre à certains produits contenant légitimement beaucoup d'eau, comme les shampooings ou les gels douche, d'être certifiés. Mais certains fabricants se sont servis de cette tolérance pour créer des produits certifiables qui contiennent en fait d'autres ingrédients majoritairement non bio (en plus de l'eau).

Ainsi, dans certains cosmétiques, l'eau et le non-bio peuvent représenter jusqu'à 90 % de l'ensemble d'un produit cosmétique, ce qui permet de diminuer d'autant son prix de revient. Malheureusement, ce procédé a tendance à se généraliser. Bien des crèmes et des laits se contentent du pourcentage minimum exigé de 10 % d'ingrédients issus de l'agriculture biologique.

Certaines marques très sérieuses choisissent par contre d'aller au-delà de ce pourcentage minimum : elles s'efforcent de proposer des produits le plus biologique possible, avec un total d'ingrédients bio bien supérieur aux 10 % exigés ; presque tous les ingrédients en dehors de l'eau sont alors biologiques.

Bon à savoir

Vraiment bio ?
Comment lire les étiquettes
Pour s'y retrouver, il faut regarder les pourcentages indiqués sur les étiquettes, notamment le « total des ingrédients issus de l'agriculture biologique » qui est le chiffre clé pour authentifier un produit vraiment bio :

– Crème X : « 99 % du total des ingrédients sont d'origine naturelle. 93 % du total des ingrédients sont issus de l'agriculture biologique ». Cela veut dire que cette crème contient pratiquement tout en naturel : l'eau déminéralisée est en quantité très faible, et elle est remplacée par des eaux florales biologiques. Surtout, 93 % du total est issu du bio.

– Crème Y : « 99 % du total des ingrédients sont d'origine naturelle. 10 % du total des ingrédients sont issus de l'agriculture biologique ».

.../...

Cela signifie que cette crème contient 99 % d'ingrédients naturels, parmi lesquels probablement une grande quantité d'eau déminéralisée ; mais il y a seulement 10 % de bio.
Il y a donc entre ces deux produits une différence énorme : 93 % d'ingrédients bio pour la crème X (que l'on peut qualifier de « vraiment bio ») au lieu de 10 % pour la crème Y, ce qui va nécessairement impacter le prix du produit – les matières premières non bio étant bien moins chères, surtout s'il y a un fort pourcentage d'eau.

En résumé, la certification et ses labels sont indispensables pour fixer des règles, et une charte telle que celle de Cosmebio® est vraiment précieuse. Néanmoins, c'est au consommateur de rester vigilant pour ne pas se laisser séduire par l'attrait charmeur d'un logo « bio » qui ne tient pas toujours ses promesses.

En savoir plus

- Voir le site de Belle Œmine®, http://belleoemine.com/nos-conseils/

CHAPITRE 4

LES SOINS DU VISAGE

Le visage

Le visage est le reflet de la santé du corps tout autant que les yeux sont le reflet de l'âme. Ainsi l'état de la peau traduit-il notre état général. Toutefois, la peau s'entretient et il est indispensable de vérifier ce qui va entrer en contact avec l'épiderme, car certains produits cosmétiques toxiques le pénètrent.

La première des précautions est d'éviter de garder de l'eau sur la peau, car en s'évaporant, elle déshydrate l'épiderme. Il faut donc s'essuyer convenablement.

Attention ensuite aux gels démaquillants, qui provoquent aussi une déshydratation.

Si la peau est grasse, n'utilisez pas forcément des produits dégraissants car leur utilisation entraîne un emballement du sébum qui est de plus en plus sécrété. Pour soigner une peau grasse, on privilégiera les soins internes, tels que cures d'aliments riches en soufre.

Pour entretenir sa peau, il faut agir avec douceur et selon un rituel biquotidien avec des produits de qualité et vraiment biologiques.

■ Le démaquillage

Il ne doit pas être agressif pour la peau. On peut procéder de deux manières :

- La méthode traditionnelle : prendre un peu de lait (une petite quantité suffit) ou de liniment sur un coton, et frotter doucement pour enlever les impuretés et le maquillage. Essuyer avec un autre coton sec pour éliminer tout résidu visible de lait sur la peau : il ne restera alors qu'un film invisible et hydratant, qui protègera votre peau et l'adoucira.

- La méthode soin : prendre un peu de lait directement sur vos doigts propres. L'appliquer sur le visage en massant délicatement. Insister sur les zones plus ridées, en appuyant très légèrement par pressions douces (sans tirer sur la peau). Essuyer doucement avec le support de votre choix : coton, mouchoir en papier, carré démaquillant lavable (le plus écologique).

MON CONSEIL

Pour le démaquillage : le lait démaquillant Rose-Aloé® de Belle Œmine®, ou le liniment Eczebio® pour les peaux plus sèches et réactives.

L'application de la crème de jour

Il faut d'abord étaler une noisette de crème sur l'ensemble du visage et du cou en procédant par effleurements légers. Sur les zones plus marquées par rides et ridules, insister en massant de la façon suivante : sans tirer la peau, appuyer fermement en mobilisant toute la partie profonde du derme par des rotations minuscules du bout des doigts. Ce geste permet de masser en profondeur, sans pour autant irriter l'épiderme.

Il ne faut jamais tirer sur la peau par des massages trop énergiques, car cela finit par entraîner un relâchement. Et le visage ne doit pas être rouge après un soin quotidien. Au contraire, une sensation de fraîcheur et de bien-être est un signe positif.

L'application de la crème de nuit

Une crème de jour peut facilement servir de crème de nuit si l'on accentue sa quantité de matière grasse. Pour booster la régénération nocturne de la peau, on peut l'enrichir avec une huile. Pour cela, on mélange dans le creux de la main une noisette de crème et le contenu d'une capsule d'huile biologique d'onagre ou bien encore quelques gouttes d'une huile de type églantier, rose musquée, ou jojoba. On applique ensuite ce mélange onctueux sur l'ensemble du visage et du cou.

Le contour des yeux

Les paupières sont très fragiles. Il faut éviter les produits irritants et les démaquillants sous forme de gels qui ont tendance à les sécher. Même les eaux florales peuvent être néfastes si on ne prend pas soin d'essuyer les paupières.

S'il s'agit de se démaquiller, on peut utiliser les laits démaquillants hydratants bio, par exemple à base d'aloe.

On procédera de la manière suivante : les yeux fermés, appliquer en tapotant avec le doigt l'équivalent d'une demi-noisette de produit sur chaque paupière puis, sans masser, essuyer délicatement avec un coton en allant de l'intérieur vers l'extérieur du visage.

Si les paupières sont irritées, on peut le soir faire une application d'eau florale décongestionnante. Les yeux fermés, on applique une compresse oculaire sur les paupières, et on laisse agir quelques minutes. Bien essuyer délicatement les paupières avec un coton. .

MON CONSEIL

Parmi les eaux florales décongestionnantes, je conseille l'eau de fleur d'oranger, de bleuet ou de camomille.

En savoir plus

- Voir le site de Belle Œmine®, http://belleoemine.com/nos-conseils/

PARTIE 2

LES MALADIES DE LA PEAU DE A À Z

A
COMME ACNÉ

L'acné, le comprendre et le soigner

L'acné est un problème de peau très fréquent qui survient dès la puberté, qui touche près de 80 % des adolescents, et se prolonge chez presque 20 % des jeunes femmes.

Il s'agit d'une anomalie de sécrétion du sébum. Trop concentré dans les glandes sébacées, il s'enflamme, stagne et a tendance à s'infecter. Le sébum peut alors obstruer le canal de la glande qui le sécrète et forme des comédons fermés (point noirs) ou des kystes. Si l'on ne fait rien dès le début des premiers comédons, les lésions se propagent et s'enflamment. Dans certains cas, les kystes forment des points blancs, puis se percent.

■ Les cinq causes de l'acné

Le déséquilibre hormonal

À l'origine de ce déséquilibre sont deux hormones de la puberté :

La 5DHT (dihydrotestostérone, qui provient de la testostérone des glandes sexuelles) est un puissant stimulant du sébum des glandes sébacées. Dans le phénomène acnéique, on constate une augmentation des récepteurs de cette hormone, souvent héréditaire. Cette hormone, beaucoup plus active, en se fixant sur les glandes sébacées, donne une peau plus grasse.

La 5DHEA (déhydroépiandrostérone, qui vient des surrénales) dérive de l'aldostérone qui est sécrétée par les surrénales sous l'effet du stress. Cette hormone est peu séborrhéique mais, comme elle retient le sodium, elle favorise une sueur plus dense.

Ces hormones agissent plus volontiers en milieu acide, et sont augmentées lors de stress. Utiles, elles servent à la synthèse des hormones sexuelles, testostérone et œstrogènes. Leur augmentation n'est pas un signe de mauvaise santé, bien au contraire, et leur diminution fait d'ailleurs partie des signes de vieillissement.

Mais il peut arriver pour des raisons génétiques qu'il y ait trop de récepteurs de ces hormones sur les glandes sébacées, c'est ce qui occasionne l'acné.

Le stress

L'adolescent a du mal à structurer sa propre image, il accepte mal le regard des autres, rejette de ce fait l'entourage, et provoque de lui-même un stress négatif. Cette mauvaise réaction d'adaptation provoque un excès de sécrétion des glandes surrénales, à l'origine de l'excès de sébum qui aggrave l'acné.

Chez la femme, la déprime peut aussi favoriser une baisse de la mélatonine (secrétée par la glande pinéale), qui permet notamment de conserver un bon équilibre des ovaires. Cette baisse peut aussi favoriser l'acné.

L'alimentation

Même si ce n'est pas le facteur principal, l'alimentation joue un rôle important, longtemps négligé. Le sucre et les corps gras favorisent la séborrhée. Le chocolat au lait, les confiseries, les crèmes dessert sucrées, le fromage et les yaourts sont autant de causes d'augmentation de la production de sébum.

Les déficiences

Les adolescents ne mangent pas assez de fruits et de légumes et ils ont de ce fait des déficiences en vitamines et en antioxydants. Ces vitamines interviennent dans la prévention de l'acné et dans la cicatrisation des boutons. L'acné est aussi aggravé par la déficience en zinc, calcium, soufre et sélénium.

Le foie

Le facteur hépatique ne doit pas être négligé, car la peau est le reflet du fonctionnement hépatique. Si la peau devient grasse et le sébum trop épais, c'est aussi parce que le foie n'arrive pas à métaboliser correctement les corps gras.

Le foie est l'organe chargé de la détoxification. Parmi les oligoéléments indispensables au catabolisme (pour brûler les déchets), se trouve le soufre : il sert notamment à éliminer les substances toxiques, les substances chimiques de l'alimentation, mais aussi à brûler les acides gras oxydés. Ce sont justement ces corps gras qui donnent un sébum irritant. L'acné et la langue chargée peuvent être les signes d'une carence en soufre. L'apport de soufre doit se faire sous la forme d'acides aminés soufrés qui diminuent le sébum et détoxifient le foie.

En dehors de cela, le foie sécrète les hormones de croissance, favorisant le sébum. Tout encombrement du foie peut favoriser l'acné.

MON CONSEIL

- Évitez les produits laitiers, fromage et yaourt.
- Évitez le chocolat au lait, les crèmes et les autres produits chocolatés et gras.
- Ne grattez pas les boutons : cela risque de provoquer une infection et de produire des cicatrices.

Les soins locaux

Nettoyer sans irriter

Lorsque la peau est grasse, on a tendance à vouloir la dégraisser. C'est une erreur. Plus on utilise des produits asséchants, plus elle va se surgraisser. Il faut utiliser des produits au contraire un peu gras mais non comédogènes (qui n'obstruent pas les pores).

MON CONSEIL

Faites votre toilette avec le savon Eczebio® au beurre de karité et à l'huile de carthame. Ce savon n'irrite pas et nettoie la peau sans la dessécher.

Calmer l'inflammation, la séborrhée

Il faut éviter l'eau du robinet pour les zones comédogènes, lorsqu'elles sont irritées. Je conseille de nettoyer les zones grasses du visage avec un coton imbibé d'un liniment (un mélange d'eau de chaux et d'huile d'olive) dans lequel on peut rajouter des huiles essentielles antiseptiques comme l'huile de mélaleuque. Ce type de liniment calcaire alcalinise la peau et l'hydrate tout en la nettoyant. Il faut prendre soin une fois le liniment appliqué de bien essuyer avec un coton propre.

MON CONSEIL

Nettoyez les zones grasses, y compris les zones de points noirs, avec le liniment Linibio® : il agit comme un lait hydratant nettoyant. Les huiles essentielles qu'il contient servent à détruire les germes, et notamment celui qui enflamme l'acné.

Favoriser la cicatrisation

L'acné a bien souvent tendance à laisser des cicatrices. Si on n'intervient pas, qu'on gratte les lésions ou qu'on fait exploser les points blancs, la peau va marquer de manière définitive.

Pour favoriser la cicatrisation, il est possible d'utiliser divers soins naturels comme des huiles essentielles de lavande, de géranium ou de mélaleuque qui peuvent être diluées dans une lotion d'eau florale ou de l'huile d'olive. Il existe diverses formules contenant ces ingrédients.

Divers oligoéléments sont également actifs sur les boutons d'acné en application locale : le zinc cicatrise et aseptise les zones irritées, le cuivre agit contre l'inflammation et est aussi un bon antibactérien, le soufre diminue la séborrhée.

MON CONSEIL

Appliquez la lotion Acnezinc® : une lotion cicatrisante à base de soufre, de zinc, de cuivre, d'eau de rose et d'huiles essentielles.

L'acné des adolescents

L'acné des adolescents est dû aux facteurs généraux évoqués précédemment. Les hormones de la puberté, le manque de vitamines et l'excès de sucre en sont les causes principales. Le foie intervient aussi pour une large part, ainsi que le stress.

Fréquemment, les adolescents acnéiques manquent de vitamines. Il faut donc augmenter la consommation de fruits et légumes frais et bio, et parallèlement diminuer les produits laitiers et les sucreries qui aggravent l'acné. Il faut aussi tenir compte des carences en zinc et calcium (taches blanches aux ongles) et en sélénium (ongles striés) et les compenser. Comme il vaut mieux éviter les produits laitiers animaux, on compensera par des laits végétaux ou des fruits secs, ou encore des compléments alimentaires à base de calcium alcalin.

▪ Les soins locaux

Ce sont les mêmes que ceux de l'acné en général ; on peut y associer une toilette avec un savon surgras non irritant pour améliorer l'état des zones grasses.

MON CONSEIL

Nettoyez matin et soir les zones grasses avec le savon Eczebio® au beurre de karité.

■ Les soins internes

Outre la supplémentation en zinc, calcium et en sélénium, il faut chez l'adolescent combattre la séborrhée excessive liée à la puberté. Pour cela une cure d'aliments riches en soufre ou de compléments naturels contenant des acides aminés soufrés sera bien utile.

On connaît bien en dermatologie l'action bénéfique du soufre : c'est un antifungique, un antibactérien, il limite la séborrhée et c'est un excellent kératolytique. Souvent, les pores sont en effet « encrassés » par une production excessive de gras et de cellules. Le soufre agit contre cet « encrassement » à la fois par voie interne et par voie externe.

Les signes de carence en soufre sont : la langue saburrale (langue chargée), le cuir chevelu et la zone médio-faciale trop gras. Une alimentation pauvre en légumineuses et en légumes racines et en poisson entraîne des carences en acides aminés soufrés.

Pris par voie orale, le soufre des aliments participe à la détoxification du foie. Cela se traduit par une diminution de la séborrhée. Parmi les aliments riches en soufre et salutaires pour lutter contre l'excès de sébum, on trouve le radis noir. Sa racine est depuis très longtemps utilisée pour drainer la vésicule biliaire ; ses composés soufrés organiques possèdent des propriétés antibactériennes et antifongiques.

MON CONSEIL

Si la peau est trop grasse ou que la langue est chargée, prenez 2 gélules matin et soir de Œmine soufre® (mélange de radis noir et de raifort).

Chez l'adolescent, il est utile de favoriser le drainage du foie et des émonctoires pour que les déchets acides du métabolisme ne s'éliminent pas trop par la peau. On peut donc, en plus du soufre, utiliser des plantes de drainage dépuratives comme la pensée sauvage (Viola tricolor). Cette plante est un bon draineur hépatorénal. Elle peut être utilisée sous forme d'hydro-alcoolat par voie interne ou externe. On peut l'appliquer sur la peau en en mettant quelques gouttes dans une lotion ou dans une crème, mais son indication principale est l'infusion ou les gouttes. Elle est connue pour son action astringente, antiseptique et anti-inflammatoire (elle contient un peu d'acide salicylique). Par ses saponosides, elle sert en quelque sorte de savon interne nettoyant le sang. Je la préfère à la bardane qui peut aggraver l'acné en favorisant la sortie de boutons.

MON CONSEIL

Pour drainer le foie, je conseille Viola Tricolor Hatm Phybio® : 50 gouttes matin et soir dans un verre d'eau et en cas d'acné sévère, 50 gouttes 3 fois par jour par cures de 20 jours par mois.

Enfin, il faut limiter l'activité des enzymes qui favorisent la synthèse de la 5DHT (l'hormone qui augmente la production de sébum). Le zinc ou certaines plantes comme l'ortie, dont la racine contient un inhibiteur de cette enzyme, peuvent être efficaces.

MON CONSEIL

Œmine Andro®, 2 capsules le matin, et 2 gélules à base d'orties le soir de ce complément naturel anti-androgénique.

■ Les soins homéopathiques

Eugenia jambosa 4 CH : c'est le remède traditionnel homéopathique de l'acné, surtout si les boutons ont tendance à s'infecter.

Il faut faire des cures de 3 à 4 mois : 5 granules tous les matins.

L'acné féminin

L'acné féminin est différent de celui de l'adolescent pubertaire. Les lésions ne sont pas tout à fait identiques ; elles sont moins purulentes, plus kystiques, avec une localisation plutôt au menton et aux joues, voire aux tempes lorsqu'il y a une participation hépatique.

■ Les causes

Sa cause est essentiellement hormonale, mais tout en étant toujours liée à des carences notamment en fer ou à des excès alimentaires en produits gras et sucrés.

Le déséquilibre hormonal

L'acné féminin est en relation avec le déséquilibre de deux glandes endocrines qui interviennent dans l'acné : les surrénales et/ou les ovaires.

Dans le cas d'un déséquilibre des surrénales, il s'agit d'un bloc androgénétique surrénalien, c'est-à-dire d'une fonction héréditaire qui produit un excès de sécrétion d'androgènes par les surrénales. C'est ce bloc hormonal qui perturbe à la fois le cycle menstruel, l'ovulation, et peut provoquer plus tard une chute des cheveux du type alopécie androgénique, avec perte des cheveux chez la femme au niveau des tempes et du vertex, comme c'est le cas chez l'homme.

Dans le cas d'un déséquilibre des ovaires, il s'agit d'une perturbation de l'ovulation avec insuffisance hormonale et excès réactionnel hypophysaire. En d'autres termes, les ovaires sont faibles et l'ovulation se fait mal. L'hypophyse a alors tendance parallèlement à augmenter ses sécrétions ; c'est ce qui explique le risque de kystes ovariens. Cette pathologie peut dans certains cas s'associer à une augmentation plus ou moins importante de la pilosité, avec apparition de poils sur des zones inhabituelles chez la femme comme le menton, les régions péri-aréolaires des seins, la ligne ombilico-pubienne. C'est dans ce type d'acné que l'on propose des anti-androgènes de synthèse dont on connaît les effets délétères hépatiques.

Il existe une alternative naturelle pour compenser le manque hormonal : non pas avec une pilule, mais avec des phyto-œstrogènes associés à des phyto-progestatifs. Comme leur nom l'indique, ces substances végétales sont des hormones presque identiques à celles de la femme. On en trouve dans de nombreux aliments comme le lin et le soja ou dans diverses plantes telles la sauge et l'alchemille.

Il est bon aussi d'éviter le stress, car il peut favoriser les sécrétions des hormones androgéniques surrénaliennes.

Les déficiences en fer et en zinc

Le manque de fer et de zinc favorise également l'acné chez la femme. Cela se traduit par des microkystes (de petites granulations sous la peau).

La carence en fer perturbe la cicatrisation, et aggrave l'infection des boutons. Les boutons d'acné durent plus longtemps, ils sont douloureux. La carence en fer peut aussi entraîner une chute des cheveux.

La carence en zinc se manifeste par la présence de taches blanches aux ongles qui doit alerter, car elle traduit une mauvaise fixation du calcium sur les os.

Le déséquilibre alimentaire

L'hormone qui entraîne l'acné, la 5DHT, agit surtout en effet en milieu plutôt acide. Il est conseillé, sur le plan alimentaire, d'éviter les acides, les sucres et les produits laitiers.

Le stress

Le stress peut aggraver l'acné en agissant sur deux hormones : la mélatonine et l'aldostérone.

La mélatonine, chez la femme, participe à la régulation de la sécrétion de la progestérone, dont la carence est elle-même incriminée dans la genèse de l'acné. La mélatonine agit en effet sur les ovaires : elle exerce un rôle bien connu dans la synchronisation des fluctuations saisonnières de la reproduction. Mais comme l'a montré aussi une étude plus récente, toute perturbation de la pinéale diminue la croissance ovarienne du corps jaune et entraîne une baisse de la progestérone. Dans la maladie des ovaires polykystiques, il existe un surpoids, de l'acné, parfois de l'hirsutisme. Ces troubles sont atténués par la mélatonine car elle fait baisser le nombre des kystes et diminue le surpoids. La mélatonine, non seulement restaure l'équilibre ovarien, mais, parallèlement, elle améliore l'immunité et la fonction des lymphatiques. On devrait donc dans l'acné conseiller régulièrement la prise de plantes contenant de la mélatonine ou ses précurseurs surtout lorsque ce problème dermatologique est associé à un manque de sommeil. Quant à l'aldostérone, elle peut aussi aggraver l'acné. Des observations cliniques ont montré que la prise d'un diurétique qui freine cette hormone peut améliorer l'acné. On peut obtenir un effet similaire en homéopathie en prenant cette hormone en forte dilution.

MON CONSEIL

Aldosterinum 15 CH, 5 granules à jeun tous les matins.

Les soins locaux

La première des précautions est d'éviter tous les produits irritants destinés à assécher la peau. Souvent agressifs, ils favorisent en fait la séborrhée et contribuent à aggraver l'acné.

Sur le plan cosmétique, il faut stopper toute crème risquant d'être comédogène, notamment les crèmes contenant des dérivés pétrochimiques, les corps gras comme la vaseline, la paraffine, qui peuvent irriter la peau et la boucher de manière durable, les parabens et les phénoxyéthanols qui l'irritent et sont des perturbateurs hormonaux.

Comme soins locaux cosmétiques, on peut utiliser des gammes à l'aloe qui est un bon cicatrisant, aux eaux florales adoucissantes comme l'eau de rose, ou astringentes comme l'eau d'hamamélis.

MON CONSEIL

Nettoyez la peau avec la lotion tonique ou le lait Belle Œmine Rose Aloe® biologique, puis appliquez la crème Rose Aloe® biologique.

On peut utiliser le soir sur les boutons la même lotion que celle indiquée dans l'acné « banal » (par exemple la lotion Acnezinc®), surtout si la peau est grasse et que les boutons se multiplient. Mais cette lotion contient une poudre très active qui peut être un peu trop asséchante sur la peau féminine. Pour éviter cela, une fois la poussée jugulée, il faut moins secouer le flacon (la poudre active qu'elle contient ayant tendance à se concentrer).

On peut lui substituer ensuite une lotion à base d'huile de millepertuis qui est une huile cicatrisante à laquelle on peut ajouter des huiles essentielles parmi celles qui aident à cicatriser et à désenflammer les boutons.

MON CONSEIL

Appliquez le soir avec le doigt la lotion Acnephybio® : cette lotion contient de l'huile de millepertuis, de carotte et des huiles essentielles cicatrisantes et actives sur le germe qui provoque l'inflammation de l'acné.

▪ Les soins internes

Outre la supplémentation en zinc et calcium, il faut toujours chez la femme corriger une carence en fer.

Pour augmenter la mélatonine on peut prendre :

- soit des plantes qui contiennent déjà de la sérotonine et même de la mélatonine comme c'est le cas du millepertuis. Cependant, son emploi doit être limité, car il peut perturber l'action des contraceptifs ;
- soit des plantes riches en 5HTP (5 hydroxy-tryptophane) comme le griffonia ; riche en tryptophane, cette plante peut favoriser la synthèse de la sérotonine et par conséquent de la mélatonine.

MON CONSEIL

En cas de déprime : Œmine Psy® (millepertuis, magnésium marin, extrait d'avoine) : 2 gélules 3 fois par jour 15 jours par mois.

Pour compenser le déséquilibre hormonal, il n'existe pas à proprement parler d'anti-androgène d'action aussi forte que les produits comme les pilules spécifiquement utilisées pour cela. Pour compenser, il est possible de prendre des mélanges de plantes à action œstro-progestative (mais il ne s'agit pas alors de contraceptifs).

MON CONSEIL

Œmine Gyne® : 2 gélules matin et soir, du 10e au 28e jour du cycle. À base de plantes régulatrices du cycle hormonal (vitex agnus, lin, soja, igname, houblon). Si cela ne suffit pas, associer à Œmine Andro® : 2 capsules le matin et 2 gélules le soir comme antroandrogène naturel.

Le déséquilibre hormonal peut aussi être combattu par diverses plantes :

- La sauge est une bonne plante tonique, active sur l'intestin, légèrement œstrogénique, qui augmente la vitalité de tous les organes.
- L'alchémille est cicatrisante. Considérée pour son action proche de la progestérone, elle favorise également l'équilibre menstruel.
- Le sabal est un palmier dont le fruit est réputé pour lutter contre les excès d'androgènes. À utiliser localement contre la chute des cheveux (voir le chapitre consacré à la chute des cheveux).

Ces plantes peuvent être prises sous forme d'extraits hydro-alcooliques.

L'ORDONNANCE

- Une cure pendant 20 jours par mois entre les règles de Salvia officinalis HATM® : 50 gouttes le matin.

À associer à :

- Alchemilla Vulgaris HATM® : 50 gouttes le soir ;
- Sabal serrulata HATM® : 50 gouttes le soir.

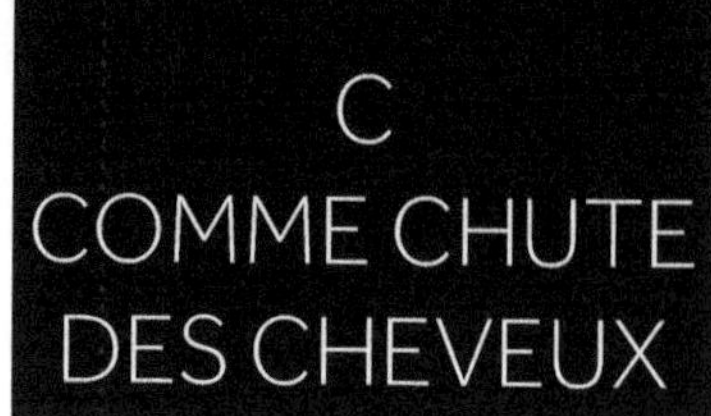

Nous aborderons ici les soins préconisés pour éviter de trop perdre de cheveux, plutôt que les soins cosmétiques.

On considère que la chute des cheveux est anormale lorsqu'on perd plus de 50 cheveux par jour. En fait, les cheveux qui tombent sont « morts » deux à trois mois auparavant et il faut donc chercher le cause d'une chute des cheveux plusieurs semaines en arrière. De même lorsque la cause d'une chute excessive des cheveux est corrigée, l'amélioration ne sera notable qu'au bout de deux à trois mois.

Les cheveux poussent en trois à quatre ans et se stabilisent pendant trois semaines avant de tomber deux à trois mois plus tard ; puis vient un nouveau cheveu. Ce cycle se renouvelle environ 25 fois dans une vie. Il faut par ailleurs garder en mémoire le fait qu'avec l'âge, les cheveux perdent de leur vigueur.

Les causes

■ Les déséquilibres hormonaux

La thyroïde

L'hypothyroïdie (déficience de la fonction de la thyroïde) est en général secondaire à une carence en iode, trop souvent ignorée. On se contente alors de la compenser par des hormones substitutives de synthèse, ce qui ne règle pas le problème.

Le simple fait de prendre de l'iode suffit à rééquilibrer la thyroïde et donc à stopper la chute des cheveux. Deux autres signes sont intéressants à connaître : le signe de la queue du sourcil qui se traduit, lors d'hypothyroïdie, par la perte des poils à l'extrémité des sourcils. Et le velouté du coude qui est plus rugueux quand la thyroïde ne fonctionne pas bien.

Il peut y avoir bien sûr de véritables hypothyroïdies provenant d'une autre origine et dans ce cas, si la thyroïde est détruite, on aura besoin de supplémenter en hormones.

Les surrénales

Dans certains cas et pour des raisons héréditaires, les surrénales se mettent à trop fonctionner et à trop sécréter d'androgènes. C'est ce que l'on nomme le « bloc androgénique surrénalien », qui provoque une alopécie ou chute de cheveux androgénétique (voir plus loin dans ce chapitre).

Les ovaires

La polykystose ovarienne et les carences hormonales ovariennes peuvent donner aussi ce type d'alopécie. Enfin, celle-ci apparaît aussi parfois à la ménopause quand la chute des hormones ovariennes ne compense plus un excès d'androgènes sous-jacents.

Les testicules

Le fait d'avoir trop d'hormones mâles ne semble pas être considéré comme pathologique, bien que cela puisse rendre les hommes plus agressifs. Mais il y a anomalie quand les récepteurs de cette hormone augmentent au niveau du bulbe des cheveux : cette augmentation provoque une chute dans la région fronto-temporale et au vertex.

■ Les carences

Une carence en certaines vitamines et oligoéléments peut être un facteur de chute des cheveux.

Carence en fer

C'est l'une des causes les plus fréquentes de chute des cheveux chez la femme, à cause des règles. Elle peut être liée à des règles trop abondantes, à la grossesse, à un manque d'apport (viandes et légumineuses) ou au sport intensif.

On la dépiste par le dosage de la ferritine qui permet de connaître le statut en fer de l'organisme. Classiquement, on considère qu'il y a un manque de fer quand la ferritine est inférieure à 20 nanog/ml. En fait, on observe une chute des cheveux à partir d'une ferritininémie inférieure à 30 voire 40 nanog/ml.

Les autres signes de la carence sont : la fatigue, des pertes de mémoire, de la déprime, les ongles cassants, le bleuté de la conjonctive des yeux. La carence en fer entraîne aussi une baisse de la fonction de la thyroïde, ce qui aggrave encore la chute des cheveux.

Carence en zinc

C'est la cause la plus fréquente de la chute des cheveux chez les adolescents, car cet oligoélément est indispensable lors de la croissance pour fixer le calcium sur les os et pour le métabolisme endocrinien.

Le dosage du zinc ne se fait pas en routine. Il faut alors se fier aux autres signes de carence : une diminution du goût, l'apparition d'aphtes, de taches blanches sur les ongles.

Le zinc s'oppose aux hormones androgéniques au niveau des récepteurs des glandes sébacées et des cheveux, ce qui explique son intérêt en cas d'alopécie androgénique et d'acné.

Carence en silicium

Le silicium est indispensable pour le tissu conjonctif, surtout pour les vaisseaux sanguins, le squelette, les tendons, la peau et les phanères. Il régule la division cellulaire. Des études ont aussi montré son efficacité dans l'alopécie androgénique.

Carence en soufre

Le soufre sous la forme d'acides aminés soufrés intervient dans la réparation des tissus. Au niveau du cheveu, il sert de pont entre les fibres de collagène. Parmi les acides aminés soufrés, la cystéine et la méthionine notamment augmentent la croissance pilaire (chez le mouton par exemple cela augmente la densité de la laine). Un bon apport en acides aminés soufrés augmente le volume, la brillance et la résistance de la chevelure.

Un des signes de carence en soufre est la perte de volume du cuir chevelu, les pellicules, la mauvaise haleine et la langue chargée qui traduisent une mauvaise élimination hépatique.

Carence en iode

L'iode n'agit pas directement sur le cheveu, bien qu'un traitement local à base d'iode soit parfois efficace pour soigner la pelade. L'iode est nécessaire au renouvellement de tous les tissus et pour le métabolisme énergétique, *via* la thyroïde. Dans le cas de carence en iode, on observe un dérèglement de la thyroïde. Les signes en sont : la fatigue, la frilosité, la prise de poids, la rétention d'eau et la chute des cheveux.

Carence en sélénium

En tant qu'antioxydant, il évite l'inflammation du cuir chevelu. Et il permet donc d'assurer une bonne pousse des cheveux. Sa carence se traduit par de la fatigue, notamment musculaire, pouvant aller jusqu'aux douleurs. Les ongles striés peuvent aussi traduire sa carence, bien que ce ne soit pas là un signe spécifique.

Carence en cuivre

Le cuivre intervient surtout sur la pigmentation des cheveux. Les signes de carence en cuivre sont : les ongles striés, la fatigue, une baisse de l'immunité, des troubles hépatiques. Tout cela peut alors s'associer à un mauvais état du cuir chevelu (pellicules et cheveux blancs). Certaines personnes ont noté que la prise de cuivre peut s'accompagner de la repigmentation des cheveux blancs récents.

Carence en vitamines B

Les vitamines B sont des facteurs de croissance. Elles agissent sur la durée de vie et sur la qualité des cheveux. Elles en limitent la chute. L'excès de sucre, l'alcool, le tabac, la pollution mais aussi le sport et le travail intellectuel stressant accroissent les besoins en vitamines B.

Plusieurs médicaments combattent l'action des vitamines B. Ainsi, la pilule détruit la vitamine B1, les médicaments anti-androgènes donnés pour la chute des cheveux chez la femme détruisent la vitamine B12, etc.

Voici quelques-uns des effets de ces vitamines sur les cheveux : la vitamine B1 favorise leur croissance harmonieuse, la B5 ralentit leur vieillissement, la B8 et la B9 diminuent la séborrhée. La B12 aide à la réparation des cheveux et la B6 les rend plus résistants à la traction.

Les autres signes de carences en vitamines B sont l'état de stress : la tension nerveuse, l'irritabilité, l'insomnie, la fatigue, les sursauts au moindre bruit.

■ La pollution

L'augmentation de l'ozone dans les grandes villes provoque une oxydation des éléments protecteurs des cheveux, notamment des acides aminés soufrés dont les liens sont rompus par la pollution. Le cheveu devient cassant. La pollution dégrade également le film protecteur du cheveu : il devient terne, perd de son éclat et de son brillant.

■ Les médicaments

De nombreux médicaments peuvent provoquer une chute des cheveux : c'est le cas notamment des antiacides, de certains anti-hypertenseurs, des anticoagulants, de certains antidépresseurs. Il faut, chaque fois qu'on a une chute des cheveux, regarder si la notice du médicament ne mentionne pas cet effet indésirable. Les anesthésies peuvent être suivies plusieurs mois après d'une chute des cheveux ponctuelle.

■ La chaleur ou le froid intense

La trop forte chaleur ou le froid intense peuvent provoquer une déshydratation. Nous perdons en effet des sels minéraux dans la sueur. Cela fragilise la repousse des cheveux. La chute qui en est la conséquence n'apparaît que deux mois après, c'est-à-dire après la saison chaude, fin septembre-début octobre. Ou bien en mars à la fin de l'hiver si nous chauffons trop notre habitat. Il faut donc la prévenir l'été et l'hiver.

L'excès de shampoing

Les lavages trop fréquents abiment les cheveux, surtout si le shampoing utilisé contient des bases lavantes pétrochimiques qui agressent les cheveux ainsi que des conservateurs de type paraben ou phénoxyéthanol.

Trop fréquents, trop acides, trop détergents, ils agressent le cuir chevelu, favorisent la séborrhée à la racine du cheveu, ce qui asphyxie le bulbe tout en desséchant le corps et la pointe du cheveu.

MON CONSEIL

Ne faites qu'un seul shampooing à la fois (une seule application suffit) et ne dépassez pas un ou deux shampoings par semaine pour les cheveux secs (deux ou trois pour les cheveux gras).

Les méthodes de coiffage

L'utilisation d'un peigne trop fin peut casser les cheveux, tandis que les produits chimiques dans les laques et les gels sont agressifs et parfois dangereux : les teintures chimiques, permanentes, brushing, décrêpage ne sont pas bons non plus pour les cheveux et il ne faut pas les renouveler trop souvent.

Il vaut donc mieux éviter les laques, utiliser des teintures naturelles et se peigner sans tirer sur les cheveux.

Les soins locaux

En cas de chute des cheveux, il ne faut surtout pas irriter le cuir chevelu et respecter la gaine des cheveux. Pour cela on utilisera des shampoings doux, non agressifs.

Dans la composition de ce type de shampoing, on trouve des actifs utiles parmi lesquels l'huile de jojoba ou le beurre de karité.

MON CONSEIL

Vous pouvez utiliser Œmine CAP®, des gélules à base de zinc, d'acides aminés soufrés et d'extraits d'ortie.

Pour un lavage fréquent, je recommande le shampoing Œmine CAP®. On peut lui ajouter 6 gouttes d'huiles essentielles par cuillère à soupe de shampoing :

- Pour les cheveux gras : huiles essentielles de genévrier, de myrte ou de bergamote.
- Pour les cheveux secs : huiles essentielles de lavande, de géranium ou de romarin.
- Pour les cheveux fragiles et cassants : huiles essentielles de bois de rose, d'ylang ylang.
- Pour la chute des cheveux : huiles essentielles de romarin camphré, de thym à thymol.

Les soins généraux

Ils consistent essentiellement à corriger les carences en choisissant les aliments ou les compléments alimentaires naturels qui correspondent à nos carences.

L'ORDONNANCE

- Shampoing Œmine Cap® : 2 fois par semaine.
- Puis 50 gouttes raie par raie de la lotion Œmine Cap® sur le cuir chevelu encore humide après le shampoing.
- Œmine B® : 2 gélules le matin.
- Œmine Cap® : 2 gélules le matin.
- Œmine Soufre® : 2 gélules matin et soir en cas de cheveux gras et jusqu'à disparition des pellicules.

La chute de cheveux androgénétique

C'est ce que l'on nomme aussi « alopécie androgénétique » ou « calvitie ». Il s'agit chez les hommes comme chez les femmes d'une chute des cheveux héréditaire. Cela traduit un excès d'hormones sexuelles mâles (les androgènes), notamment la testostérone, mais également une augmentation des récepteurs hormonaux qui rend ces hormones plus actives. Or, la testostérone accélère le cycle de vie des cheveux, ils n'ont pas le temps de mûrir, sont trop fins, tombent plus rapidement, jusqu'au moment où il n'y a plus de repousse. La chute se localise au sommet du crâne (vertex) et aux golfes fronto-temporaux.

Les soins locaux

Ce sont les même que ceux pour la chute des cheveux (voir plus haut) auxquels on ajoutera des plantes qui ont une action anti-androgène périphérique :

- Le sabal : il s'agit d'une plante dont le fruit présente des propriétés anti-androgéniques. On peut l'utiliser sous forme d'extrait hydro-alcoolique localement dilué au tiers dans de l'eau ou par voie orale.
- L'ortie : sa racine contient des stérols anti-androgènes. On peut faire des décoctions avec sa racine ou l'employer localement sous forme d'hydro-alcoolat dilué au tiers dans de l'eau.

MON CONSEIL

Je préconise l'usage de la lotion Œmine Cap® à base d'extraits d'ortie et de sabal associée à de l'eau d'hamamélis, astringente et antiséborrhéique, et d'essence de bois de rose.

Les soins homéopathiques

Testostérone acétate 15 CH : 5 granules à jeun tous les matins pendant de longues périodes. Lorsqu'on utilise une hormone en homéopathie en forte dilution, on freine sa synthèse. Cela peut contribuer à améliorer le terrain.

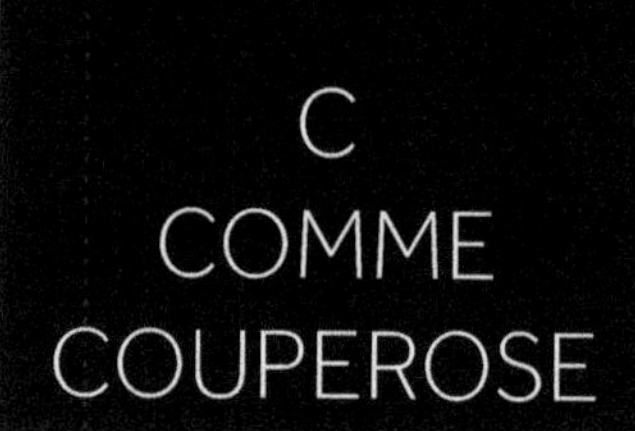

C COMME COUPEROSE

La couperose ou érythro-couperose se caractérise par des rougeurs aux pommettes qui peuvent s'étendre aux joues. Elle est liée à la dilatation des petits capillaires du visage et apparaît dans un contexte particulier de fragilité de l'épiderme et de tendance aux émotions.

Son évolution est lente et elle est marquée par une tendance à la dilatation d'abord intermittente des petits vaisseaux capillaires des joues, qui progressivement devient permanente. Il s'agit d'abord de simples rougeurs réversibles (érythrose) liées aux émotions. Avec le temps, des lésions permanentes s'installent (érythro-couperose). Les joues sont rouges en permanence avec des épisodes d'aggravation liée à divers facteurs.

Les causes

■ Le facteur psychique

C'est souvent le stress, et plus globalement, tout ce qui peut perturber l'amour-propre, qui provoque la couperose. Rougir est souvent signe de timidité. Mais tous les enfants timides ne rougissent pas et ils n'auront pas tous plus tard de la couperose. D'autres facteurs interviennent.

L'érythrose est ensuite favorisée par les émotions mais le terrain propice, encore une fois, est la gêne psychique qu'occasionne ce qui a trait au Moi.

■ Le facteur mécanique

L'érythrose, comme ensuite la couperose, est favorisée par les brusques changements de température : le passage du froid au chaud. Elle est aussi en relation avec l'estomac : tout ce qui échauffe l'estomac comme le fait de boire trop chaud, de consommer des épices et de l'alcool, du vinaigre et des produits acides, la favorise.

Comment prévenir la couperose

Il faut éviter de rester longtemps devant une source de chaleur (plaque de cuisson, feu de cheminée, radiateur) et surtout, notamment en hiver, ne pas passer du froid au chaud trop rapidement. Il vaut mieux également éviter de surchauffer les appartements. L'été, il ne faut pas s'exposer trop longtemps au soleil, même avec un écran solaire, car si celui-ci protège bien des UV, il n'empêche pas l'action de la chaleur provoquée par les infrarouges solaires, qui aggrave la couperose.

Sur le plan alimentaire : il faut éviter de boire trop chaud, éviter l'alcool, les épices et la moutarde et, surtout, il ne faut pas manger trop vite.

Bon à savoir

Le rôle de la vitamine k.
Outre les facteurs déclencheurs ou aggravants, il m'a été donné d'observer une très nette amélioration des patientes atteintes de cette pathologie par la prise régulière d'un complément alimentaire à base de vitamine K naturelle. Cela peut correspondre au fait que cette vitamine, en s'opposant à la dilatation vasculaire, contribue à faire disparaître les rougeurs. Car elle agit, on le sait depuis peu, sur la protéine matricielle protectrice des vaisseaux sanguins.

Les soins locaux

Comme pour les autres problèmes de peau, il faut choisir des soins naturels et quand c'est possible biologiques. Les cosmétiques à base d'eaux florales et d'extraits de plantes astringentes sont bénéfiques, comme ceux qui contiennent de l'eau d'hamamélis, de la fleur d'oranger, ou de l'eau de rose.

Le distillat d'hamamélis est l'un des plus bénéfiques pour lutter contre la couperose. Des études ont montré qu'il permet de réduire l'érythème solaire induit par les UV. C'est pour cela que je conseille les gammes de soin qui en contiennent et également l'aloe vera. Elle sont apaisantes et astringentes (elles resserrent les vaisseaux dilatés).

MON CONSEIL

Appliquez la lotion tonique Rose Aloe® de la gamme Belle-Œmine® biologique, en compresses locales sur les joues pendant quelques minutes, puis appliquez la crème Rosa Derm® biologique (même gamme). Cette crème est à base de plantes astringentes, d'huile de rose musquée du Chili et d'avocat, associées à de l'eau de rose et d'hamamélis.

Si la peau est vraiment très sèche, on peut mettre quelques gouttes d'huile de rose musquée pure, notamment sur les pommettes.

Les compléments

Les compléments alimentaires unitaires à base de vitamines K naturelle et de vitamines C2 ainsi que le cuivre permettent de lutter contre la couperose. Bien sûr, il faut des cures assez longues pour stabiliser les rougeurs, mais on obtient des résultats très favorables avec ces compléments alimentaires quand ils sont naturels. Il faut faire au minimum une cure de quatre mois, en associant par exemple les compléments alimentaires naturels suivants :

- Les vitamines C2 : ce sont les vitamines des baies telles que la myrtille, la mûre, etc. Ce sont ces vitamines C2 qui réparent les parois vasculaires et dont la carence se traduit notamment par des capillarités apparentes sous la peau notamment aux jambes ; on incrimine également leur carence à l'origine des angiomes rubis.
- Les vitamines K : on peut choisir des mélanges de vitamines K1 et K2 naturelles issues du nato fermenté (ménaQ7). Cette vitamine est le cofacteur de la

vitamine D. Elle permet la synthèse de la protéine matricielle qui régénère toute la structure conjonctive des vaisseaux, des os et du tissu sous-cutané.
- Le cuivre : il est utile lors des poussées de couperose et de rosacée. C'est à la fois un antibiotique naturel, un anti-inflammatoire et un astringent puissant.

Les soins homéopathiques

- Digitalis purpurea 4 CH. C'est la digitale pourpre qui, en homéopathie, va soigner les dérèglements du rythme cardiaque et, au niveau périphérique, les troubles de la dilatation des capillaires.
- Pulsatilla 9 CH : c'est l'anémone, le remède homéopathique des personnes émotives et à l'humeur fluctuante. En prendre 5 granules lorsque le visage rougit.
- Lachesis mutus 15 CH : c'est le remède de l'anxiété avec oppression et congestion, adapté à un stade plus avancé dans la couperose. 5 granules à prendre au coucher si on a en plus des troubles du sommeil et une mauvaise circulation du sang.

Les soins phytothérapiques

Plusieurs plantes peuvent être utilisées par voie orale soit en tisane, soit sous forme de gouttes d'hydro-alcoolat (HATM). Parmi les plantes qui ont une activité tonique et astringente anti-couperose, on trouve notamment :

- Ginkgo biloba. C'est une plante connue pour améliorer la microcirculation, notamment par son action tonique et vaso-constrictive. C'est aussi un anti-stress, un bon antioxydant recommandé pour la mémoire et la concentration. Cependant, comme elle fluidifie le sang, elle ne peut donc pas être employée chez les personnes qui prennent des anticoagulants.
- Hamamélis virginiana. C'est une plante très astringente et donc bénéfique pour toutes les inflammations, chaque fois qu'il y a un risque de saignement. Associée au ginkgo, elle en tempère les effets fluidifiants.

L'ORDONNANCE

Pendant quatre mois

- Matin et soir, démaquillage et compresses de la lotion tonique Rose Aloe®. Puis application de la crème Rosa Derm®, et un peu aux pommettes de l'huile précieuse Rosa Aloe de Belle-Œmine® à l'huile de rose musquée et d'aloe.
- Œmine C2® : 2 gélules le matin.
- Œmine K® : 2 gélules au repas du soir.
- Ginkgo Biloba HATM® : 50 gouttes le matin dans un verre d'eau 5 jours sur 7.

Lors des poussées, faire des cures de 8 jours de :

- Œmine cuivre® : 2 gélules 3 fois par jour.
- Hamamelis Virginiana HATM® : 50 gouttes dans un verre d'eau 3 fois par jour.

D
COMME DERMITE SÉBORRHÉIQUE

Très fréquente, cette maladie de peau du visage est plus à classer dans les symptômes que dans les maladies, car elle est essentiellement la conséquence de carences en vitamines B et d'un dérèglement des fonctions hépato-biliaires. Cependant, cette étiologie est ignorée par l'ensemble des dermatologues « classiques » qui se contentent de prescrire des corticoïdes – ce qui aboutit à la faire durer des mois et des années.

Elle se caractérise par des pellicules sèches (desquamations) sur peau grasse et irritée, typiquement autour des ailes du nez, aux sourcils, derrière les oreilles, dans la région médio-sternale et entre les omoplates en arrière. Parfois dans les oreilles et à l'orée du cuir chevelu. La peau est rouge tandis que se forment des squames inesthétiques. Le lavage intempestif aggrave.

Pour s'en débarrasser il faut soigner les facteurs en cause.

Les causes

La cause primitive est d'abord le stress, qui est le facteur à l'origine du désordre. Il induit une consommation accrue de vitamines B. Car ces vitamines interviennent à la fois dans la lutte contre le stress et dans le métabolisme des corps gras. La carence en vitamines B provoque de l'anxiété, de la nervosité, de la colite et peu à peu l'apparition des irritations dans le sillon entre le nez et la commissure labiale.

Une fois la séborrhée grasse et acide déclenchée, la peau se couvre de squames sur les zones médianes du visage. C'est le fait de levures normalement peu pathogènes mais qui vont alors se transformer en filaments agressifs pour la peau. C'est ce qui donne l'irritation.

Les soins locaux

La dermite peut être améliorée par des applications de gels ou liniments antifungiques comme les gels à base de lithium ou les liniments à base d'huiles essentielles de cade et/ou de mélaleuque.

S'il existe un pityriasis du cuir chevelu ou des pellicules associées, il faudra faire le soin spécifique avec un shampoing adapté (le shampoing Selsun®, par exemple).

Les règles alimentaires

Il faut privilégier les aliments qui contiennent des vitamines B comme les céréales germées, les champignons, le foie de volaille.

Comme la carence en vitamines B perturbe l'incorporation des corps gras dans le métabolisme hépatique, il vaut mieux éviter le beurre, les fromages et les yaourts, qui aggravent la dermite.

Enfin, si on n'est pas certain d'avoir compensé le manque de vitamines B par l'alimentation, il faut alors se supplémenter en vitamines B naturelles.

La dermite séborrhéique s'améliore en règle générale au bout de 3 semaines en ce qui concerne la mycose qui lui est associée, mais il faut poursuivre au moins 3 mois le soin par les vitamines B pour éviter les récidives. Si l'on craint qu'il puisse y avoir un psoriasis associé (car sur un terrain de psoriasis, la dermite provoque des plaques de psoriasis), on peut ajouter la prise de lécithine marine.

On peut aussi pour drainer le foie préconiser des décoctions d'aubier de tilleul par cure de 20 jours ou des compléments à base de soufre, mais cela n'est pas indispensable. Bien souvent, il suffit de compenser les carences en vitamine B et de traiter localement.

L'ORDONNANCE

- En cas de pellicules au cuir chevelu, faire un shampoing 2 fois par semaine pendant 3 semaines avec le shampoing Selsun® ou Œmine Pso® pendant 3 semaines. Penser à changer la taie d'oreiller et les serviettes de toilette.
- Nettoyer les zones irritées (ailes du nez, front, entre les sourcils, derrière les oreilles, le conduit auditif et la région médio-sternale si elle est atteinte) avec le liniment Linibio®, puis essuyer.
- Appliquer avec le doigt un peu de gel Œmine Derm lithium®.
- Si la langue est chargée, prendre Œmine soufre® : 2 gélules matin et soir aux repas pendant quelques jours.

Pendant 3 mois

- Cure de Œmine B® : 3 gélules le matin.
- En cas de terrain de psoriasis, Œmine Pso® : 3 gélules le soir au moment du repas.

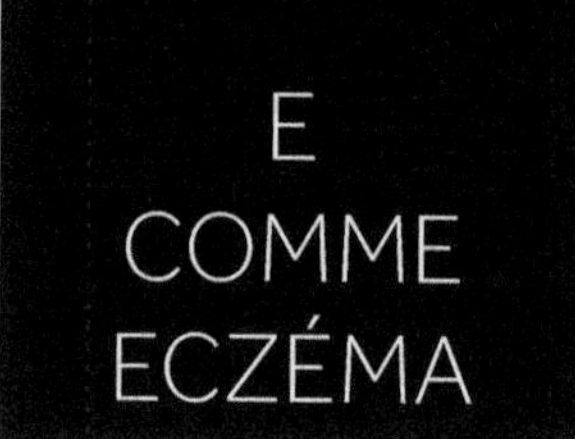

Cette maladie de peau est l'une des plus fréquentes, puisque près de 20 % des enfants et 10 % des adultes en sont affectés. Elle entre dans le cadre des maladies allergiques de peau non contagieuses.

Ce qui caractérise l'eczéma, c'est la démangeaison associée à l'inflammation : la peau est rouge, avec des petites vésicules ou de simples squames et l'ensemble est prurigineux (cela démange), avec par conséquent, des lésions de grattage.

L'eczéma atopique

On l'appelle aussi « dermatite atopique ». C'est le type d'eczéma chronique le plus fréquent. Dans 90 % des cas, il apparaît avant l'âge de 5 ans, et peut disparaître entre 5 et 7 ans.

Il débute en général chez les nourrissons. Les allergènes en cause sont alimentaires (laitages, soja, gluten, blanc d'œuf) ou aéroportés (poussières, pollens, acariens de la poussière de maison ou de la farine).

■ Les causes

Notre organisme est protégé de l'extérieur par la peau, mais aussi par les muqueuses des voies respiratoires et digestives. Ces conduits, bien qu'internes, sont également en relation avec l'extérieur. On ne peut donc pas dissocier les problèmes de la peau avec ceux de ces muqueuses qui forment des protections.

C'est l'insuffisance de ces protections qui va déclencher l'eczéma atopique. Il s'agit d'un phénomène à la fois héréditaire (carences en certaines enzymes) et acquis (flore protectrice cutanée et intestinale déséquilibrée). Le terrain héréditaire est notamment marqué par un déficit de certaines enzymes (désaturases) qui permettent normalement la bonne assimilation des acides gras essentiels (oméga 6 notamment). Ainsi, dès la naissance, les bébés ont une peau très sèche et une hyperréactivité des muqueuses, notamment intestinales, avec une flore inadaptée.

Au départ, il ne s'agit donc pas d'allergie, mais plutôt d'une mauvaise hydratation et d'une trop grande perméabilité de ces barrières. La peau, les muqueuses de l'intestin et des bronches se laissent traverser par des substances qui normalement ne sont pas incorporées telles quelles et qui deviennent allergisantes.

Le phénomène est acquis lorsqu'en plus du terrain héréditaire, il y a une dysbiose (flore inadéquate). Les bactéries intestinales font mal leur travail ; les substances nutritives ne sont pas transformées en bons nutriments facilement assimilables. La flore faite de bacilles ne joue plus son rôle, elle crée des fermentations acides, enflamme l'intestin.

Le corps est alors pénétré par des produits hautement sensibilisants et va peu à peu réagir à leur encontre en augmentant le taux des immunoglobulines (IgE).

De nombreuses molécules sont en effet capables de traverser les barrières. Les allergènes les plus fréquents sont les poussières, les pollens, le blanc d'œuf, la protéine du lait de vache. Ils vont alors provoquer une cascade de réactions, d'abord au niveau intestinal ou des voies aériennes, puis au niveau de la peau, pour aboutir le plus souvent à des irritations sèches au niveau des plis de flexion et parfois du visage.

Ce phénomène ne concerne donc pas que la peau puisque cela touche aussi les bronches et l'intestin. Par conséquent, l'enfant aura tantôt de l'eczéma, tantôt de l'asthme, tantôt des allergies digestives.

■ Soigner le terrain atopique très tôt

L'atopie des nourrissons peut être améliorée mais il faut agir très tôt, surtout s'il y a des antécédents familiaux. Il est alors possible de prévenir l'eczéma pendant la grossesse en supplémentant la mère en certains acides gras et en améliorant la flore intestinale. Car si le terrain atopique, qui est essentiellement nutritionnel, n'est pas corrigé, les allergies vont se déclencher et provoquer des irritations, des grattages. Il sera alors nécessaire de soigner l'eczéma lui-même, en plus du terrain nutritionnel, ce qui est plus long. Tandis que si on compense le déficit dès avant la naissance, cela peut suffire à éviter l'apparition précoce de l'eczéma.

On devrait donc considérer avant tout l'eczéma atopique comme un dérèglement fonctionnel. Et faire en sorte de le corriger au départ par des règles nutritionnelles.

Le facteur psychologique

Outre l'aspect nutritionnel, le facteur psychologique est aussi important à considérer. Il se peut, comme c'est le cas pour le psoriasis, que ce soient les carences nutritionnelles qui expliquent le tempérament des enfants qui en sont atteints.

Les enfants atopiques adoptent un comportement particulier qui va induire l'eczéma, ainsi que son aggravation notable et c'est cela qui va déclencher des poussées. Ce sont des enfants très sensibles. Ils ont besoin d'être aimés ou croient facilement qu'on ne les aime pas. Ils ont peur de l'abandon. Souvent, ils ne supportent pas la contrariété. Enfin, tout comme leur peau se laisse traverser par des allergènes, ils sont eux-mêmes psychiquement perméables aux ambiances extérieures et aux sentiments de leurs proches.

Il m'arrive de comparer cela à un cordon ombilical psychique entre la mère et l'enfant. Si la maman a des soucis, le bébé le ressent, mais sans pouvoir en analyser la cause. Il s'angoisse et ne peut formuler ses sentiments autrement que par le grattage. Incompris, il devient agressif et s'agresse lui-même. Les nerfs sont à fleur de peau. Faute de pouvoir se manifester à ceux qu'il aime, il s'autodétruit.

Par habitude, certains enfants ont ensuite tendance à déclencher inconsciemment des poussées d'eczéma pour qu'on s'occupe d'eux. Le psychisme enregistre le lien entre poussée et affection. Il assimile le fait d'avoir de l'eczéma et de se gratter à un soulagement affectif, alors que bien sûr il n'en est rien. On comprend qu'il soit donc également nécessaire d'agir sur le plan moral.

Car toutes ces réactions d'ordre psychique ont une conséquence physiologique : elles entraînent des décharges d'adrénaline, et donc une hypersudation des plis. Comme le terrain est acide, la sueur produit des lésions par simple acidité irritante. Il en est de même pour la salive qui devient allergisante et brûlante pour la peau. Lorsque l'enfant sue, toute sa peau le démange et lorsque sa sueur ou sa salive acide touche sa peau, celle-ci devient vite rouge, chaude et prurigineuse. Il se gratte et des lésions apparaissent aux plis, qui peuvent occasionner des surinfections.

■ Comment prévenir l'eczéma atopique

Pour prévenir et pour permettre à l'eczéma atopique de guérir, il faut agir sur la flore intestinale et corriger les carences en certains acides gras.

Régénérer la flore intestinale

La flore, que l'on nomme aussi le microbiote (l'ensemble des bacilles contenus dans le tube digestif), joue un rôle très important. On a ainsi pu vérifier scientifiquement que les enfants sujets à l'atopie ont une flore de mauvaise qualité, contenant des germes plus ou moins pathogènes comme ceux de l'adulte, et que cela est associé plus souvent à l'eczéma. D'autres études ont montré que l'apport de certains probiotiques pendant la grossesse et chez le nourrisson permet d'éviter l'apparition de l'eczéma. Parmi ces ferments, on trouve par exemple le lactobacillus rhamnosus : c'est le probiotique le plus étudié dans le domaine de l'allergie d'origine alimentaire. Il exerce une influence bénéfique sur la régulation de la tolérance aux aliments. Par exemple, les enfants auxquels on l'administre tolèrent mieux le lait de vache. Cet apport réduit significativement le risque d'eczéma atopique en modifiant également l'expression des gènes de l'allergie.

Bon à savoir

Une cure de probiotiques spécifiques est bénéfique dans l'eczéma par trois effets :

• La régulation du système immunitaire intestinal. Soit ils la renforcent lorsqu'elle est faible, soit ils la diminuent lorsque, comme c'est le cas dans l'eczéma ou les allergies, elle est trop forte.

.../....

• L'augmentation de la fonction barrière de la muqueuse intestinale : diminution de sa perméabilité par augmentation de la production de mucus protecteur.
• La diminution de la flore pathogène intestinale par compétition et en empêchant les germes d'adhérer aux parois intestinales.

Nourrir la flore intestinale avec des prébiotiques et des probiotiques

Le lait maternel est la meilleure nourriture qui soit pour la flore intestinale protectrice, contrairement aux laits artificiels. Les nouveau-nés ont un tube digestif stérile qui est colonisé par une flore bactérienne provenant de la mère. Cette flore est nourrie par le lait maternel qui assure sa croissance. Cela évite la colonisation par des germes pathogènes qui, autrement, irriteraient l'intestin et pourraient entraîner des intolérances et des coliques du nourrisson. Les enfants nourris au lait maternisé n'ont pas ce bénéfice, et on devrait les supplémenter avec un autre probiotique adéquat, comme notamment le bifidobacter. Ces enfants ont aussi besoin de prébiotiques pour suppléer au lait maternel.

Parmi les prébiotiques, on peut citer l'intérêt des fibres d'inuline. Elles jouent le rôle de nourriture pour ces bacilles protecteurs. L'inuline de chicorée, par exemple, favorise la croissance des bacilles intestinaux bénéfiques. Car l'inuline n'est ni digérée ni absorbée, et de ce fait, elle sert uniquement de nourriture aux bactéries intestinales. Une étude portant sur des enfants nourris au biberon a montré que ceux recevant des fibres d'inuline associées à un probiotique (le bifidobacter) avaient une meilleure flore intestinale que ceux qui n'en avaient pas, et que cette flore était à rapprocher de celle d'enfants nourris au sein maternel. L'inuline soulage les symptômes du syndrome de l'intestin irritable et de la colite ; elle contribue donc également à lutter contre les allergies et l'eczéma.

Parmi les probiotiques bénéfiques, citons encore le lactobacillus rhamnosus. Un autre probiotique, le lactobacillus acidophilus, agit aussi sur colon irritable. Diverses études récentes confirment bien que ces probiotiques protègent les allergiques en améliorant le phénomène de barrière. Il est ainsi conseillé de donner des probiotiques dès les premiers mois de la vie dans les familles à risque d'atopie, mais également pendant la grossesse.

MON CONSEIL

Pour améliorer la flore intestinale, prendre Eczebiophilus® (association de ferments lactiques avec majoritairement du lactobacillus rhamnosus et de fibres d'inuline de chicorée biologique) :

- Chez l'adulte : 2 gélules matin et soir.
- Chez l'enfant : 1 gélule matin et soir.
- Pendant la grossesse et l'allaitement : 2 gélules matin et soir.
- Chez le nourrisson : 1 gélule dans le biberon.

Corriger les carences en acides gras essentiels

La peau atopique, par définition, est une peau sèche et déshydratée. Cela provient de carences en acides gras polyinsaturés, notamment l'acide gamma-linolénique (GLA), un acide gras essentiel qui fait partie des acides gras oméga 6 (vitamines F).

La meilleure huile dans ce domaine est certainement l'huile d'onagre. Par son action hydratante, cette huile permet de restaurer le film lipidique protecteur de la peau et des muqueuses. L'action porte sur les enzymes qui interviennent dans l'intégration des acides gras essentiels dans la peau. Parallèlement, l'onagre permet de limiter les inflammations. Ses acides gras (GLA) se transforment en effet dans l'organisme en prostaglandines (PGE 1) qui ont une action hydratante et anti-inflammatoire.

Certains auteurs recommandent également l'huile de bourrache. Pour ma part, je la déconseille fortement car c'est une huile très fragile qui peut au contraire favoriser l'eczéma car elle s'oxyde rapidement. L'huile de bourrache peut aggraver l'inflammation, alors que l'huile d'onagre bloque les phénomènes irritatifs.

L'huile d'onagre doit être consommée sous forme de capsules que l'on peut ouvrir et donner en bouche aux nourrissons. Il faut choisir des capsules biologiques et avec une huile enrichie en vitamine E naturelle pour éviter son oxydation.

■ Les soins locaux

Hydrater

Une véritable hydratation ne se conçoit qu'avec des produits naturels et surtout pas avec des crèmes contenant des ingrédients pétrochimiques. Malheureusement, les seules crèmes dites hydratantes qui sont remboursées par la Sécurité sociale sont à base de paraffine et de vaseline, autrement dit de pétrole distillé. Il faut éviter les parfums synthétiques, les conservateurs (parabens, phenoxyéthanol), les solvants chimiques (propylène glycol).

Mais même si on utilise des produits naturels, il faut toujours vérifier qu'ils ne contiennent pas des parfums, des huiles essentielles ou des plantes auxquelles l'enfant est déjà allergique.

Pour ma part, je conseille d'utiliser des huiles riches en oméga 3 et en oméga 6 : l'huile de carthame et l'huile de nigelle.

MON CONSEIL

Pour hydrater, appliquez avant et après le bain un peu de topique Eczebio® à base d'huiles végétales de carthame, nigelle et fenugrec et sur les zones trop sèches le cérat Eczebio® qui est plus gras et contient les mêmes huiles associées à de la cire d'abeille.

Calmer l'inflammation

L'inflammation est liée la fois à la décharge d'histamine et à une cascade de réactions enzymatiques. La sudation joue un grand rôle. Elle est acide et irritante. C'est d'ailleurs pour cela que l'eczéma atopique survient le plus souvent au niveau des plis de flexion.

Diverses plantes peuvent améliorer à la fois l'acidité et la réaction allergique : celle que je privilégie est la saponaire.

La saponaire est un véritable savon végétal. En application locale, non seulement elle est calmante, mais elle est aussi régénératrice par ses saponines (souvent il y a une carence en saponines de la peau qui favorise la sécheresse cutanée). Ces molécules sont des détergents naturels. Elles assurent la dissolution des produits irritants présents dans l'épiderme au niveau des plaques d'eczéma.

MON CONSEIL

J'ai mis au point il y a des années le liniment Eczebio® qui est un liniment (huile d'olive et eau de chaux) associé à de la saponaire et de la réglisse riches en saponines.

Pour nettoyer et calmer l'irritation des plaques d'eczéma, appliquez par des massages doux un peu de liniment Eczebio®, puis essuyez les zones irritées de la périphérie vers l'intérieur avec un coton.

Faire cesser la démangeaison

En calmant l'irritation, on calme aussi la démangeaison qui favorise le grattage. Mais on peut aussi faire appel à des plantes qui, elles-mêmes, ont un pouvoir calmant et anti-inflammatoire (par exemple, la camomille). Les deux plantes dont j'ai pu aussi expérimenter l'efficacité sont l'alliaire et la nigelle.

L'huile essentielle de genévrier à très faible pourcentage peut aussi calmer les démangeaisons, de même que l'huile extraite du bois de cette plante. Nommée huile de cade, elle a un effet calmant et désinfectant. Elle a donné son nom au savon Bébé Cadum®.

Il faut par contre savoir que lorsqu'il y a grattage, il y a aussi excoriations, et parfois infection. De ce fait, tout eczéma qui s'étend et se couvre de croûtes jaunâtres impose de faire des prélèvements à la recherche de bactéries, et notamment de staphylocoque. On parle alors d'impétinégisation (du mot impétigo) ou de surinfection.

Dans ce cas, il faudra en général utiliser un antibiotique adapté, et pour les suintements liés aux excoriations, un produit qui assèche comme l'éosine à l'eau ou le bleu de milian.

MON CONSEIL

- En cas de suintements, tamponnez avec de l'éosine à l'eau.
- En cas d'irritations, appliquez Cerat Eczebio Calm® à la camomille.
- En cas de démangeaisons, appliquez Cerat Eczebio Cade® au genévrier.

■ Les soins homéopathiques

Voici quelques produits homéopathiques très utiles dans l'eczéma :

Lors des poussées, on peut donner 5 granules (3 à 6 fois par jour) des produits homéopathiques suivants :

- Apis mellifica 15 CH, qui permet de limiter les démangeaisons et le grattage.
- Nux vomica 15 CH, pour calmer l'enfant à tendance colérique.
- Staphysagria 15 CH, quand l'enfant se sent agressé ou est lui-même agressif.
- Ignatia 15 CH, si l'enfant est anxieux ou inquiété par quelque chose.

En **soin continu de terrain**, 5 granules en permanence de :

- Calcarea carbonica 4 CH : le calcaire d'huître est un bon alcalinisant ; en homéopathie, il lutte contre la carence en calcium qui entraîne une sécheresse cutanée.
- Natrum muriaticum 4 CH : le sel est un des éléments de l'hydratation de l'épiderme *via* la sueur. Les enfants atopiques sont souvent déshydratés par manque de sel. En homéopathie, il lutte contre la perte en sels de la peau.

■ Les plantes et les autres compléments

La phytothérapie

La phytothérapie de l'atopie est surtout utilisée en soins locaux car il n'est pas indiqué de proposer des plantes par voie interne en dehors des émollients comme la mauve ou la guimauve. Par ailleurs, la supplémentation en acides gras et l'apport de probiotiques dont nous avons parlé est en règle générale suffisant pour améliorer le terrain.

Par contre en externe, diverses plantes sont utiles pour leurs vertus sédatives, calmantes et anti-inflammatoires. On peut citer par exemple la saponaire, le gaillet, l'alliaire, le genévrier, la matricaire.

Les compléments alimentaires

Nous avons expliqué en quoi l'huile d'onagre est utile : elle réhydrate en complétant la déficience en acides gras, ce qui compense le déficit des désaturases (ces enzymes servent à la bioconversion des acides gras essentiels en prostaglandines anti-inflammatoires et hydratantes. Leur déficit provoque un accroissement du taux d'acide arachidonique libre qui favorise l'inflammation). Ce trouble est amplifié par la carence en zinc, en magnésium et vitamines B. Il est donc utile de prendre également par période des compléments à base de zinc ou des aliments qui en sont riches.

En savoir plus

- Paul Dupont, *Les vitamines : vérités et mensonges*, Éditions Clara Fama, 2011.

Certains ont depuis longtemps préconisé également l'huile de bourrache, mais cette dernière est plus fragile que l'onagre et pourrait même avoir un effet néfaste sur le foie en raison de sa tendance à l'oxydation. La bourrache conduit en outre à la voie des PGE 2 pro-inflammatoires. Elle est donc fortement déconseillée dans l'atopie.

MON CONSEIL

Pour hydrater, prenez 2 capsules de Bionagre®, une huile d'onagre biologique enrichie en vitamine E naturelle. Faites des cures longues (20 jours par mois pendant 6 mois).

La vitamine D végétale

Des études récentes ont montré que l'apport en vitamine D permet de rééquilibrer l'immunité et l'hydratation de la peau. Il se peut que l'amélioration notable des enfants atopiques l'été provienne de la récupération d'un statut vitaminique D normal grâce à l'exposition solaire. L'hiver, on peut donc supplémenter l'enfant avec des vitamines D, mais il est préférable d'en choisir de véritablement naturelles. On a alors le choix entre deux sortes de vitamines D végétales : soit celle issue de levure exposées aux UV (vitamine D2) soit celle extraite du lichen boréal (vitamine D3).

En savoir plus

- Paul Dupont, *Les vitamines D, on en a tous besoin*, Éditons Marabout, 2012.

Bon à savoir

Pourquoi le lait maternel est-il important ?
La réponse allergique est liée non seulement à l'hyperperméabilité de la barrière intestinale, mais aussi à l'absence de maturité du système immunitaire digestif. Or, comme nous l'avons vu, le lait maternel apporte normalement de quoi nourrir une bonne flore. Il est donc impératif quand c'est possible de privilégier la lactation maternelle et qu'elle soit suffisamment longue. Rien ne remplace le lait maternel.
Il faut aussi éviter chez l'atopique une diversification alimentaire trop rapide et surtout le lait de vache dont les protéines perturbent l'immunité intestinale.
Lors des poussées, il faut éviter tout ce qui fermente ou qui peut favoriser les décharges d'histamine (fromages, yaourts, charcuteries, poissons en boîte) et les aliments susceptibles de favoriser l'allergie (le lait animal, les œufs, les arachides, les crustacés, les fraises).

L'ORDONNANCE

Soins locaux : la gamme Eczebio®

- Matin et soir, nettoyer les lésions sans eau et sans savon, mais avec Liniment Eczebio®[1] puis essuyer avec un coton.
- Sur les zones les plus irritées, appliquer Cerat Eczebio Calm® ou, en cas de démangeaisons, Cerat Eczebio Cade®.
- En cas d'excoriations (plaies de grattage), tamponner avec la lotion Eczebio®[1] après avoir nettoyé avec le liniment.
- Entre les poussées, hydrater seulement avec la crème Eczebio®[1].

Soins généraux (6 mois)

- Eczebiophilus® : 2 gélules matin et soir entre les repas avec un verre d'eau.
- Bionagre®[1] : 2 capsules le matin.

Les capsules ou gélules de ces compléments peuvent être ouvertes ou percées et mélangées aux aliments.

L'eczéma dyshidrosique

C'est un eczéma qui se localise à l'intérieur des mains, entre les doigts et sous les pieds. Il survient en général sur un terrain atopique, de peau sèche. Les causes en sont le plus souvent l'usage de détergents et le lavage trop fréquent des mains.

Comme son nom l'indique, il s'agit d'un mauvais écoulement de la sueur (dyshidrose) au niveau des mains. Au lieu de sourdre par les pores (ceux-ci étant abimés), la sueur va couler sous l'épiderme, créant de petites vésicules remplies de sueur acide. Ces vésicules, en se perçant, donnent des fissures très prurigineuses.

1. À base de produits issus de l'agriculture biologique.

Les causes

En dehors de la cause évoquée ci-dessus, il faut considérer la cause psychologique. Bien souvent, les personnes qui ont ce type d'eczéma soit sont très méticuleuses, soit ont du mal à accepter que les choses n'aillent pas comme elles le devraient : par exemple du travail qui s'accumule, des contrariétés professionnelles, une mésentente et des remarques désobligeantes peuvent occasionner ce type de réaction.

Le stress engendré par ces conflits mobilise le système orthosympathique de défense. Cela fait suer au sens propre du mot. Et particulièrement aux mains et aux pieds. Et c'est là la cause de la dyshidrose.

Les soins locaux

Il faut éviter les contacts avec les produits vaisselle ou les détergents ménagers et veiller à bien s'essuyer les mains pour éviter la déshydratation par évaporation. Il faut en effet savoir que lorsque la peau est mouillée et que l'eau s'évapore, elle attire avec elle l'eau de l'épiderme.

Les soins sont identiques à ceux de l'eczéma atopique (voir plus haut).

Il vaut mieux utiliser un vrai savon gras sans ingrédients pétrochimiques plutôt que les syndets qui sont essentiellement synthétiques. Je préconise les savons à base de beurre de karité et d'huiles végétales. Il vaut mieux aussi éviter les gels de toilette trop agressifs. Enfin, il faut toujours bien rincer la peau et surtout bien s'essuyer sans trop frotter. Il faut veiller également à ne pas garder d'humidité entre les doigts.

MON CONSEIL

Je préconise la toilette et le lavage des mains avec le savon Eczebio® qui est à base de beurre de karité et d'huile de carthame biologique.

La crème Eczebio® peut être utilisée 4 à 5 fois par jour. Elle est constituée à base d'eau florale d'oranger calmante et d'huile de carthame biologique.

Il est aussi utile de garder les mains bien hydratées et, pour cela, utiliser des crèmes biologiques sans huiles essentielles, ni parfums, et à base d'huiles biologiques riches en oméga 3 et oméga 6.

■ Les soins homéopathiques

Voici quelques produits homéopathiques utiles dans l'eczéma dyshidrosique :

- Apis mellifica 15 CH : 5 granules en cas de démangeaisons.
- Nitricum acidum 15 CH : 5 granules matin et soir s'il y a des fissures des mains et pour lutter contre le terrain acide.
- Ignatia 15 CH : 5 granules 3 fois par jour pendant les périodes d'anxiété.
- Anagalis 9 CH : 5 granules matin et soir en période de sudation.

L'ORDONNANCE

Soins locaux : la gamme Eczebio®

- Laver les mains avec savon Eczebio®, bien essuyer puis appliquer la crème Eczebio®[1].
- Entre les poussées, hydrater seulement avec la crème Eczebio®[1].

Soins généraux (6 mois)

- Bionagre®[1] : 2 capsules le matin 20 jours par mois.

L'eczéma de contact

C'est un eczéma lié au contact d'une substance à laquelle l'organisme réagit en produisant de l'allergie.

Il faut alors commencer par chercher la substance sensibilisante. Cela nécessite de consulter un allergologue. Il fera une enquête et effectuera des tests (patchs)

1. À base de produits issus de l'agriculture biologique.

pour détecter le produit qui provoque les réactions. Il peut s'agir de métaux comme le nickel, le chrome, le cobalt, d'un colorant, d'un parfum, d'un dérivé synthétique pétrochimique, de la laine ou de la lanoline, de la colophane, etc.

La topographie des lésions va permettre d'orienter vers la cause probable. Par exemple, les irritations qui apparaissent au contact des bijoux plaqué or, notamment des boucles d'oreilles, traduisent une réaction au nickel. Celles survenant sous les pieds peuvent être liées aux sels de chrome qui ont servi à tanner le cuir d'une chaussure. Sur le décolleté, cela peut venir d'un allergène aéroporté ou de certains produits ménagers.

■ Les soins locaux et internes

Il n'est pas toujours facile d'éviter le contact avec les produits qui sont à l'origine de l'allergie. D'autant plus qu'il peut exister des réactions croisées entre le produit au contact duquel on est réactif et des aliments qui en contiennent l'équivalent. Et dans ce cas, il faut aussi éviter leur consommation.

Par exemple, si vous êtes allergique au caoutchouc, il faut aussi éviter les aliments à latex tels que les bananes, les avocats et les kiwis. Si vous êtes allergique au nickel, il vaut mieux ne pas se servir d'une batterie de cuisine en inox, éviter les haricots et les petits pois en conserve, etc.

Les soins locaux et internes sont identiques à ceux de l'eczéma atopique.

■ Les soins homéopathiques

Il est possible de réaliser une désensibilisation homéopathique avec l'allergène en dilution croissante, même si au tout début du traitement, cela peut redéclencher une crise passagère.

On peut suivre par exemple une cure de désensibilisation au nickel (Nicollum métallicum) :

- 1er jour, 1 dose de Nicollum métallicum 4 CH.
- 2e jour, 1 dose de Nicollum métallicum 7 CH.
- 3e jour, 1 dose de Nicollum métallicum 9 CH.
- Les jours suivants, 5 granules de Nicollum métallicum 15 CH : 2 tubes.

Cette cure peut être reconduite aussi longtemps que nécessaire en faisant 3 ou 4 cures espacées chacune d'une semaine. On pourra associer ces cures à des unitaires homéopathiques en fonction du type d'eczéma. En principe, on peut prendre 5 granules de l'un des unitaires homéopathiques suivants tant que dure la poussée :

- Mezereum 4 CH quand l'eczéma est purulent avec des vésicules remplies d'un liquide blanchâtres et des croûtes épaisses.
- Graphites 4 CH quand l'eczéma est situé aux plis avec des écoulements suintants comme du miel liquide.

L'ORDONNANCE

Soins locaux : la gamme Eczebio®

- Si les lésions suintent, les sécher avec la lotion Eczebio®, puis appliquer la crème Eczebio Cade®[1].

Soins généraux (6 mois)

- Bionagre®[1] : 2 capsules le matin 20 jours par mois.

L'eczéma des paupières

C'est un eczéma un peu à part, car il a pour origine une carence en saponine des paupières. C'est ce qui favorise la pénétration de substances qui vont devenir allergisantes ou vis-à-vis desquelles la personne est déjà allergique. Il y a deux grands types d'allergènes :

- Soit il s'agit d'un allergène aéroporté (véhiculé par l'air) tel que pollens, poussières, moisissures, poils d'animaux. Les ventilations à air pulsé favorisent ce type d'eczéma, car en plus de véhiculer des allergènes, elles assèchent l'air ambiant.
- Soit il s'agit d'un allergène de contact : fard à paupières, blush, etc.

1. À base de produits issus de l'agriculture biologique.

Cet eczéma peut aussi accompagner un eczéma atopique ou un eczéma de contact. Il peut apparaître chez les personnes qui ont le rhume des foins, ou de l'asthme. Mais dans la plupart des cas chez l'adulte, il survient brusquement. Les personnes qui en sont atteintes ont du mal à faire le lien avec le cosmétique qu'elles utilisent. Ces personnes vous répondent souvent qu'il est peu probable que leur eczéma des paupières vienne de leur crème ou produit de démaquillage parce qu'elles l'utilisent depuis très longtemps. Mais il faut savoir qu'on peut devenir allergique bien des années après l'utilisation d'un même produit. On peut tout à fait devenir soudainement allergique à un produit que l'on utilise depuis 5 ans.

■ Les soins locaux

Le liniment Eczebio® déjà évoqué sera le plus rapidement efficace. Il suffit pour cela d'en imbiber les paupières avec le doigt puis d'essuyer. Il faut cependant éviter d'en mettre dans les yeux.

MON CONSEIL

Nettoyer vos paupières avec le liniment Eczebio®.

Si besoin, en cas d'irritation, tamponnez-les avec un coton ou une compresse oculaire imbibés de la lotion Eczebio®.

■ Les soins homéopathiques

- Pix liquida 9 CH : 5 granules matin et soir. C'est un unitaire dans les cas où l'eczéma entraîne de fortes démangeaisons avec des fissures ou des crevasses au coin des paupières accompagnées de forte rougeur et sécheresse.
- Apis mell 15 CH : 5 granules matin et soir en cas de gonflements et de démangeaisons.

F COMME FURONCLES

Le furoncle est une infection bactérienne qui débute toujours autour d'un poil, soit après une épilation (qui se complique de *pili torti*, poil entortillé dans le follicule pileux), soit par piqûre d'insecte ou simple grattage ; un germe présent à ce moment-là sur la peau peut générer une infection profonde avec destruction de l'épiderme et suppuration.

La peau est rouge indurée, et en dessous, le derme est douloureux, ce qui traduit une accumulation de pus.

Les soins locaux

Chaque fois que c'est possible, on doit faire un prélèvement du pus pour identifier le germe (staphylocoque, streptocoque, etc.). Puis, tout de suite après, commencer un soin local avec des huiles essentielles parmi lesquelles :

- L'huile essentielle de lavande, calmante et cicatrisante.
- L'huile essentielle de mélaleuque, calmante, cicatrisante et antifungique.
- L'huile essentielle d'origan, antistaphylococique.
- L'huile essentielle de citronnelle, antistaphylococique et anti-inflammatoire.

Ces huiles peuvent être associées et diluées au tiers dans de l'huile de millepertuis qui, elle-même, est légèrement antiseptique.

Il est possible aussi de les mélanger avec des hydro-alcoolatures de plantes cicatrisantes telles que le souci, l'achillée millefeuille ou l'hydrocotyle. On peut faire une mélange de ces extraits de plantes diluées au tiers dans de l'eau minérale et à moitié avec de l'argile verte. Cela aura pour effet de « faire mûrir » et d'expulser le pus.

S'il n'y a pas d'amélioration dans la journée qui suit l'application de ces huiles essentielles, il faut consulter, car dans ce cas il sera nécessaire d'associer les soins naturels à des antibiotiques.

Il faut aussi être très prudent avec des furoncles survenus après un retour d'Afrique, car il peut s'agit de germes graves et de lésions profondes. Certains parasites peuvent aussi être à l'origine de faux furoncles.

Les soins homéopathiques

C'est l'indication de Putrescinum 4 CH : 5 granules tous les matins pendant tout le temps de l'évolution.

On peut aussi prendre :

- Hepar sulfur 4 CH : 5 granules 3 fois par jour au début pour faire mûrir le furoncle.
- Puis Hepar sulfur 15 CH : 5 granules le matin dès que la lésion commence à guérir.

G COMME GRAINS DE MILIUM

On les nomme ainsi en référence à leur grosseur qui ne dépasse pas la taille d'un grain de mil.

Les grains de milium sont des microkystes blanchâtres du visage d'environ 1 à 3 mm siégeant surtout au niveau des pommettes, parfois sous les paupières. Ils sont constitués non pas seulement de sébum comme c'est le cas pour les kystes sébacés, mais aussi de cellules sébacées et de kératine.

Ils peuvent guérir spontanément, sinon on doit recourir à la chirurgie par une petite incision.

Chez le nourrisson, les grains de milium peuvent apparaître et partir spontanément en quelques semaines.

Les soins locaux

Il est possible de les faire se résorber en appliquant un soin non agressif, qui consiste simplement en un lavage régulier des lésions à l'eau avec un savon surgras, comme le savon Eczebio®, suivi de l'application régulière deux fois par jour du liniment Linibio®. Ce liniment contient des extraits de réglisse et de saponaire qui régulent la séborrhée avec des huiles essentielles qui vont en quelque sorte dissoudre le gras. Son application régulière en massage doux sur les grains de milium les fait disparaître en 2 à 3 mois.

Les soins généraux

Sur le plan général il faut diminuer les produits laitiers fermentés et gras comme les fromages, les graisses, les fritures. On peut associer cela à la prise de compléments à base de vitamines A et E.

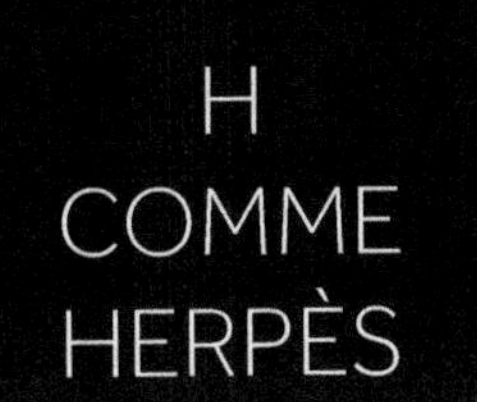

H COMME HERPÈS

L'herpès est une lésion virale qui touche sélectivement les lèvres (bouton de fièvre) ; il est lié à un virus, l'herpès simplex virus 1 (HSV 1). Ce virus touche en général le visage, alors que d'autres variétés de virus comme l'herpès simplex virus 2 (HSV 2) touche plutôt la région génitale, d'où son nom d'herpès génital.

Le terme herpès vient du latin et signifie petite vésicule. Ainsi trouve-t-on aussi ce terme en dermatologie pour signifier des pathologies différentes comme par exemple l'herpès circiné (vésicules en cercle) lié non pas à un virus mais à une mycose. Une éruption herpétiforme est donc une éruption formée de vésicules. La varicelle et le zona sont aussi des éruptions herpétiformes.

Tous les virus qui provoquent de telles vésicules, que ce soit la varicelle, le zona, l'herpès buccal ou génital, ou l'herpès cutané, sont proches les uns des autres. Certaines formes de mononucléose infectieuse sont également liées à des virus qui se rapprochent de l'herpès.

L'herpès simplex buccal ou l'herpès simplex génital sont très fréquents. Mais les deux virus étant légèrement différents, ils ne contaminent pas les mêmes zones du corps. L'herpès génital ne contamine pas la zone buccale, et inversement l'herpès buccal ne touche pas les organes sexuels. Par contre, l'un comme l'autre peuvent toucher les muqueuses ou s'étendre à distance des zones habituelles. Par exemple, il peut y avoir une herpangine, irritation des amygdales qui sont le siège d'une éruption herpétique, ou un herpès nasal ou de la joue.

Dans tous les cas, les signes sont de la fatigue, parfois des courbatures et de la fièvre, d'où le nom de « bouton de fièvre ». La primo-infection liée au premier contact avec le virus est accompagnée de l'inflammation d'un ganglion dans le territoire satellite de l'éruption. Puis l'éruption peut récidiver plus ou moins fréquemment.

Classiquement, il s'agit d'un bouquet de petites vésicules ou de vésicules éparpillées qui ont ensuite tendance à se percer et à se couvrir de croûte brûlante. On sent le bouton venir, car il est précédé d'une gêne locale et d'une brûlure plus ou moins intense.

Les causes

Le virus en cause n'est pas simplement dans les vésicules. Il contamine en fait un nerf jusqu'au ganglion nerveux et au noyau cellulaire dans lequel il laisse ses gènes. Cela lui permet de se répliquer et de revenir au niveau de la peau et de s'y multiplier sur les zones dépendantes du nerf contaminé. Les causes des poussées sont le stress de surmenage, le manque de sommeil, l'exposition prolongée au soleil, une baisse de l'immunité.

Comment prévenir l'herpès ?

En prévention, faire des cures de d'alkylglycérols, de sélénium, de plantes antivirales comme la camomille. Ou prendre un peu d'huile essentielle de ravensare (1 à 2 gouttes si on se sent fatigué).

Enfin, l'été ou lors des sports d'hiver, il est recommandé de mettre un écran solaire biologique à filtre de zinc sur les lèvres toutes les 2 heures en cas d'exposition solaire. Car si un peu de soleil stimule l'immunité, trop d'exposition au contraire la réduit, ce qui peut favoriser l'herpès.

Les soins locaux

Il faut toujours commencer à se soigner avant même que la lésion n'apparaisse, dès la première sensation de « cuisson ». Les personnes qui ont de l'herpès régulièrement reconnaissent bien sa manifestation et la traitent avant même l'apparition des vésicules, car cela peut stopper le bouton de fièvre avant même qu'il ne sorte sur la peau.

Localement, on peut utiliser pour cela diverses huiles essentielles antivirales, mais avec prudence car certaines sont irritantes pour la peau. Il faut d'ailleurs les éviter lors de l'exposition solaire. Pour les deux types d'herpès, on peut appliquer l'huile essentielle de ravensare. Il ne faut pas confondre cette huile essentielle, qui est un puissant antiviral anti-herpétique et antigrippal avec celle de ravintsara, qui est une variété de laurier un peu moins active.

On peut cependant utiliser un mélange de ces deux huiles, par exemple avec de l'huile de millepertuis cicatrisante.

MON CONSEIL

Appliquer Phybio RPS® à base de ravensare, ravintsara, camomille et millepertuis : 1 goutte 3 à 6 fois par jour directement sur le bouton de fièvre.

Si les vésicules font leur apparition, il faut bien hydrater la peau pour éviter la formation de croûte. Un topique à base de millepertuis peut alors être très utile.

MON CONSEIL

En cas de formation de croûtes, utiliser Œmine topique solaire®, à base d'huile de millepertuis, de zinc de lavande et d'huile de carotte. À appliquer matin et soir sur les croûtes.

Les soins homéopathiques

Prendre une dose de Pyrogenium 4 CH dès le début des signes puis, en fonction de l'évolution, Rhus tox 4 CH (5 granules 3 fois par jour si l'éruption est faite de vésicules brûlantes).

Et selon les besoins :

- Belladona 4 CH : 5 granules 3 fois par jour en cas de brûlure trop importante.
- Croton tiglium 4 CH : 5 granules 3 fois par jour si l'éruption s'étend, démange et brûle.

L'ORDONNANCE

- Localement, Phybio RPS® : 1 goutte 3 ou 4 fois par jour à appliquer avec le doigt.
- Pendre dès le début des signes 1 dose de Pyrogenium 4 CH®.
- S'il apparaît des vésicules, hydrater dans la journée avec la crème Œmine Derm® ou le topique solaire Œmine®.
- Si l'éruption est importante, prendre sur du miel 3 gouttes 3 fois par jour d'huile essentielle de ravensare aromatica.
- Lors de la pousée, Œmine FEB® : 2 gélules 3 fois par jour pendant 10 jours lors de la poussée.
- Pour combattre les récidives, Œmine FEB® : 2 gélules le matin 10 jours par mois pendant 3 mois (à base de lutéoline de matricaire).
- Pour augmenter l'immunité, Œmine selenium® : 2 gélules le matin 10 jours par mois.

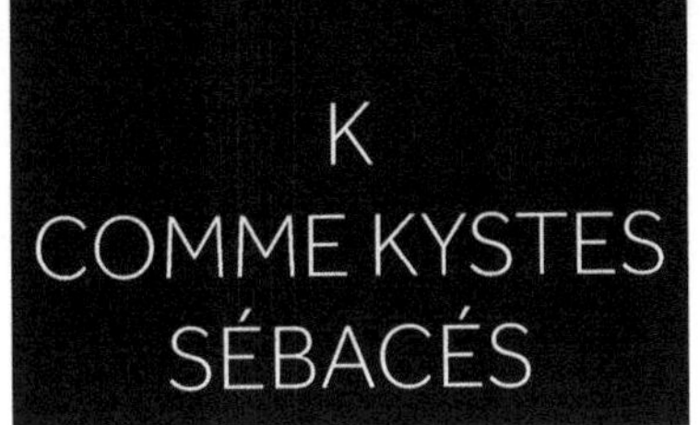

K COMME KYSTES SÉBACÉS

Les kystes sébacés sont des boules apparaissant sous la peau, plus ou moins molles, formées par une poche tapissée de glandes sébacées qui sécrètent du sébum. S'il se perce, le kyste laisse s'écouler un contenu d'odeur de fromage rance. Il se remplit en effet de graisse. Ce type de kyste peut se former au visage, derrière le lobe des oreilles, sur le dos ou, chez l'homme, parfois même sur le scrotum – en fait, sur toutes les zones de sécrétion de sébum. Au cuir chevelu, on appelle cela une « loupe ».

Le diagnostic de kyste sébacé doit être confirmé par le dermatologue. En effet, il peut s'agir d'autres sortes de kystes : d'un kyste épidermoïde qui est plutôt d'origine congénitale, d'une hydradénite sous les bras par formation d'une poche non pas remplie de sébum mais tout simplement de liquide sudoral (parfois c'est une maladie héréditaire : la maladie de Verneuil), d'un kyste pilonidal au niveau du coccyx. Tous ces kystes peuvent s'enflammer et s'infecter.

Le kyste sébacé est plutôt à rapprocher des kystes d'acné liés à l'obstruction du canal par lequel le sébum est évacué. Lorsqu'un tel kyste apparaît, il faut éviter de le traumatiser en pressant sans cesse dessus, car il peut alors s'enflammer. Il vaut mieux essayer de le faire se résorber naturellement. Il est aussi possible de le faire extraire chirurgicalement tant que la poche est bien nette sous la peau. Il s'enlève facilement tant qu'il n'a pas été enflammé. Par contre une fois percée, la poche dégradée par l'inflammation forme des cloisons à partir desquelles elle peut récidiver. On a alors du mal à tout enlever car les parois du kyste adhèrent aux tissus voisins. La paroi du kyste riche en cellules redonne un autre kyste.

Les causes

La cause des kystes sébacés n'est pas bien connue, mais il est certain que l'hygiène de vie intervient pour beaucoup. En dehors du contexte hormonal comme pour l'acné, ce sont les excès qui sont certainement en cause : l'alcool, les veilles prolongées, le surmenage, le tabagisme, le stress. Tout cela perturbe le foie, modifie le métabolisme des corps gras, augmente l'acidité du corps et perturbe l'évacuation biliaire des acides gras et donc du sébum de la peau qui devient plus acide. S'ajoute le fait de ne pas boire suffisamment, ce qui donne un sébum plus gras et concentré.

Certains germes sont aussi en cause comme le *propionibacterium acnes*. C'est le germe spécifique de l'acné. Il forme un biofilm adhérent à la peau et aux parois des glandes sébacées. Il favorise le durcissement du sébum qui finit par obstruer la glande. C'est le comédon ou point noir. La glande sébacée va alors se remplir, ce qui forme d'abord un microkyste, puis un kyste plus profond et plus gros, le kyste sébacé. Des petites formations très superficielles et millimétriques peuvent se former sous la peau de la même manière : les grains de milium. Il s'agit non plus seulement de sébum, mais de glandes sébacées qui ont proliféré (voir le chapitre consacré aux grains de milium).

Les soins naturels

Quelques conseils : tout d'abord éviter de presser sur le kyste. Manipulé, il peut s'enflammer puis s'infecter et, dans ce cas, il faut voir son médecin pour juger de la nécessité ou non d'une couverture antibiotique et d'une incision.

Quand on est sujet à développer des kystes, il faut éviter certains excès, causes potentielles de leur survenue : les excès d'alcool, de tabac, de stress, ou l'accumulation de manque de sommeil.

■ En prévention

Localement, nettoyer les zones grasses du visage et le pourtour du kyste matin et soir avec le liniment Linibio®. Ce liniment contient plusieurs huiles essentielles et des plantes capables d'entrer en contact peu à peu avec le sébum, de nettoyer la peau et de lutter contre le germe du kyste sébacé. Après chaque application sur les zones grasses, il faut essuyer avec un coton propre pour enlever le surgras de peau. Cela remplace le savonnage de la peau sur les zones sensibles. Comme pour l'acné, il faut éviter d'irriter la peau avec des produits agressifs, car en réaction celle-ci se graisse encore plus. Il en va de même pour les shampoings.

Pour éviter qu'il ne s'enflamme, utiliser des lotions avec des plantes sous forme d'hydro-alcoolat (HATM) diluées au tiers dans de l'eau comme par exemple le souci : c'est une plante cicatrisante, calmante.

■ En poussée d'inflammation

Faire des compresses d'argile verte mélangée à moitié avec de l'eau et à de l'hydro-alcoolat d'oignon (Allium cepa) qui permettra de faire mûrir le kyste et d'attirer le sébum vers l'extérieur, si on veut favoriser l'évacuation. Il faut environ 1 bouchon de teinture pour 3 bouchons d'eau avec de l'argile jusqu'à obtenir une pâte semi-liquide. On applique ce mélange 2 fois par jour quand c'est possible durant 10 minutes.

Si le kyste ne mûrit pas, il est alors possible d'utiliser l'harpagophytum en compresses diluées au tiers dans de l'eau ou sous forme de gel.

Les soins homéopathiques

En cas de grosse inflammation :

- Hepar sulfur 5 CH : 1 dose le premier jour ; 7 CH le 2e jour ; 9 CH le 3e jour ; 15 CH une semaine après *ou* Hepar sulfur 15 CH : 5 granules tous les matins si le kyste a tendance à se résorber spontanément.
- Kalium phos 4 CH : 5 granules une fois par semaine, parallèlement au soin précédent.

Parallèlement, il faut drainer régulièrement le foie par des cures de plantes amères. Les artichauts crus en saison ou cuits le reste de l'année (mais à condition de les consommer immédiatement après la cuisson), les endives, la roquette, les salades amères, le céleri, les pissenlits.

Il est également conseillé d'exposer la peau au soleil dès que c'est possible pendant quelques minutes, car les UV à petites doses sont à la fois cicatrisants et antiseptiques.

Les compléments alimentaires

Deux oligoéléments sont très utiles : le zinc et le soufre. Le zinc aide la cicatrisation et combat l'inflammation, le soufre détoxifie et draine le foie et diminue le sébum. Il faut prendre un complément à base d'acides aminés soufrés.

L'ORDONNANCE

- Localement, nettoyer la zone grasse avec le liniment Linibio® puis essuyer.
- Kalium phos 4 CH : 5 granules de le matin, une fois par semaine.
- Si le kyste gonfle, appliquer des compresses avec Harpagophytum HATM® dilué au tiers dans de l'eau.

Pendant 3 mois

- Œmine zinc krill® : 2 gélules le matin.
- Œmine soufre® : 2 gélules matin et soir.

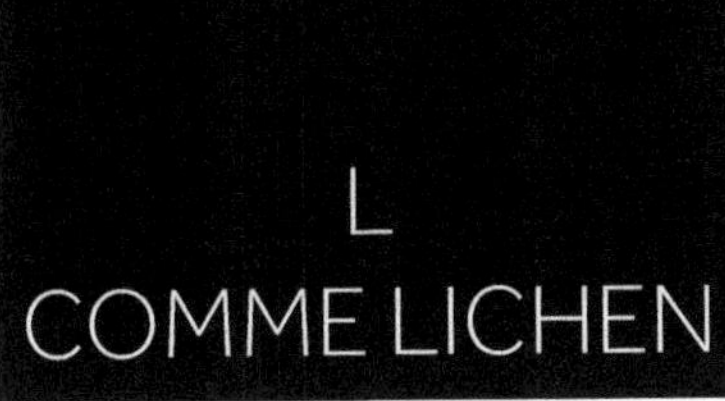

Le lichen buccal

Le lichen buccal est classé dans les maladies de la peau, bien que cela concerne la muqueuse buccale. Il s'agit de trainées blanc nacré plus ou moins surélevées qui tapissent l'intérieur des joues, parfois localisées aux gencives et sur la langue. Il peut être très épais.

Le diagnostic n'étant pas toujours évident, il vaut mieux consulter un stomatologue ou un dermatologue pour s'assurer qu'il ne s'agit pas d'autre chose : plaque de leucoplasie ou mycose.

▪ Les causes

Le lichen buccal est relativement fréquent : 1 à 2 % de la population peut un jour en être atteinte. Les causes en sont multiples : tout d'abord, les amalgames dentaires peuvent être en cause, surtout si le lichen apparaît à proximité d'une dent traitée. On sait aujourd'hui que les plombages anciens contenant du mercure peuvent provoquer ce type d'érosion par délitement progressif. Le lichen ne peut pas alors guérir spontanément tant que l'amalgame n'a pas été ôté avec toutes les précautions (utilisation d'un champ, aspiration de la salive pour ne pas l'avaler).

L'acidité buccale, le reflux acide venant de l'estomac, les dentifrices trop agressifs, le tabac, l'alcool et certains médicaments peuvent aussi favoriser le lichen.

▪ Les soins locaux

Il faut utiliser un dentifrice non agressif à l'argile ou au bicarbonate de sodium et éviter les dentifrices au triclosan, au fluor, au dioxyde de titane.

Le magnésium peut aider localement, de même que le bicarbonate de soude. On peut ainsi se servir d'une poudre dentifrice à base de ces deux ingrédients correctement dosés.

La vitamine E, par son action locale cicatrisante, peut ensuite être utilisée. Mais à la seule condition que ce soit des vitamines naturelles et en aucun cas de l'alpha-tocophérol de synthèse qui produit l'effet inverse de celui recherché.

■ Les soins généraux

Deux oligoéléments sont particulièrement utiles : le sélénium et le soufre. Ces deux éléments combattent en effet l'intoxication par le mercure. Le soufre agit par ce que l'on nomme la sulfo-conjugaison (l'élimination des métaux lourds par les molécules contenant le soufre au niveau du foie).

Bon à savoir

Et si vous suiviez une cure thermale ?
Une station thermale est très réputée pour son eau bénéfique pour lutter contre le lichen. Il s'agit de la station pyrénéenne de Saint-Christau. De bons résultats sont obtenus grâce à son eau thermale ferro-cuivrique, bicarbonatée calcique.
Thermes de Saint-Christau, http://www.chainethermale.fr

L'ORDONNANCE

Pendant 3 mois

- Après avoir brossé les dents avec le dentifrice Logodent Daily care®, faire un bain de bouche avec une cuillère à café par demi-verre d'eau de la poudre Œmine PSO®, à base de magnésium marin et de bicarbonate de sodium. Garder le plus longtemps possible en bouche. On peut en avaler un peu et recracher le reste.
- Ensuite percer en bouche une capsule de Œmine E® 3 fois par jour et masser le lichen avec le contenu de la capsule.
- Œmine sélénium® : 2 gélules le matin.
- Œmine soufre® : 2 gélules matin et soir.

Le lichen plan cutané

Le lichen plan se traduit par de très légères surélévations (quelques millimètres) de la peau de couleur violine plus ou moins foncée aux contours polygonaux. Ce lichen a pour caractéristique de démanger sans pour autant s'étaler. On parle de lichen à cause de son caractère adhérant qui le rend semblable au lichen collé à l'écorce des arbres et que l'on a beaucoup de mal à détacher. De fait, il en est de même de cette lésion de peau qui ressemble à une croûte indétachable et qui persiste pendant des mois.

■ Les causes

Si sa cause reste inconnue, on peut émettre plusieurs hypothèses.

Le lichen est parfois associé à une hépatite chronique, qu'elle soit liée à un virus (hépatite C), ou à un médicament (dans ce cas, le foie n'est pas forcément enflammé et les transaminases restent normales ; seules les gamma-GT restent élevées). Dans le cas des médicaments, on parlera plutôt de réactions allergiques lichénoïdes. Mais l'aspect est le même. Parmi les médicaments en cause, il y a certains anti-hypertenseurs, antalgiques, anti-inflammatoires. Bien souvent, on ne rattache pas le lichen à sa cause, car les personne pensent qu'un médicament que l'on ne prend qu'occasionnellement ou que l'on absorbe depuis longtemps ne peut pas être en cause. Or, plus on absorbe une substance, et même une seule fois par mois, plus on favorise à la longue une sensibilisation et l'apparition de réaction des lymphocytes. Pour s'en apercevoir, il suffirait de mettre cette substance en contact avec une culture de lymphocytes du patient concerné par le lichen et on verrait ces cellules s'exciter, se transformer en formes blastiques (cellules jeunes hyperactives). Ce test, que l'on appelle « test de transformation lymphobastique », n'est guère pratiqué, car il est coûteux. On le réserve aux cas difficiles où plusieurs médicaments pris conjointement sont suspectés de provoquer le lichen.

▪ Les soins locaux

Il faut calmer les démangeaisons, l'inflammation et aider la cicatrisation.

Pour lutter contre la démangeaison, on peut employer l'huile de cade qui provient du genévrier oxycèdre soumis à une combustion particulière. Cette huile ne peut pas être utilisée pure car elle peut se révéler toxique et doit être très diluée de 0,5 % à 1 % maximum. Dans les mêmes proportions, les huiles essentielles de genévrier et de camomille sont utiles. Ces ingrédients actifs sont mélangés soit dans une huile soit dans un cérat.

MON CONSEIL

Appliquez régulièrement sur le lichen matin et soir le cérat Eczebio cade® au genévrier. On peut alterner avec l'application de cérat Eczebio calm® à la camomille.

Contre l'inflammation, diverses plantes sont utiles comme l'harpagophytum et le sécuridaque ou les plantes polygalacées. Ces plantes peuvent être appliquées localement ou prises par voie orale uniquement sur prescription médicale. C'est la raison pour laquelle je ne donnerai pas d'ordonnance type du lichen pour lutter contre le lichen plan cutané.

■ Les soins généraux

Dans tous les cas, il est indispensable de soigner le foie. Je conseille une association de plantes drainantes : le fumeterre et la pensées sauvage associées au chardon marie hépatotrope (voir pour cela le protocole suivi dans le chapitre consacré à l'urticaire).

Le lichen vulvaire scléro-atrophique

Le lichen scléro-atrophique vulvaire ressemble de beaucoup au lichen buccal. On peut proposer un soin semblable, à savoir : des lotions bicarbonato-magnésiennes matin et soir, suivies de l'application d'une capsule de vitamine E ou d'huile d'onagre biologique à condition qu'elle contienne cette même vitamine E naturelle.

Des résultats spectaculaires ont aussi été obtenus par l'application de crème à la lécithine marine. Les soins concernant le psoriasis peuvent également être utiles pour ce type de lichen.

L'ORDONNANCE

- Appliquer sur le lichen un coton imbibé d'une lotion préparée avec la poudre Œmine PSO® diluée dans de l'eau du Mont-Roucous® ou de Volvic® (1 cuillère à café par demi-verre d'eau), et laisser agir quelques minutes.
- Percer une capsule de Œmine E® et masser avec cette huile (mélange de germe de blé et de quatre tocophérols) ou avec une capsule de Bionagre®.
- Terminer en faisant pénétrer la crème Œmine PSO® à la lécithine marine.

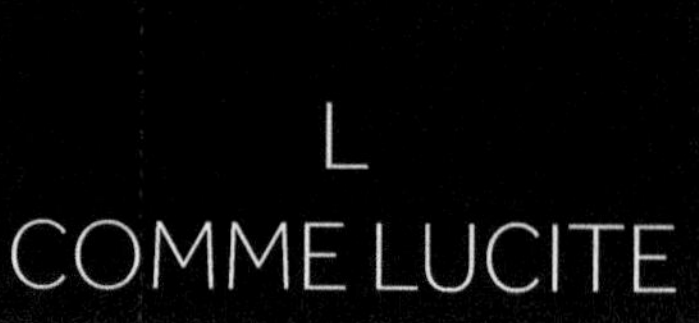

De plus en plus de personnes réagissent aux premiers rayons de soleil en développant ce que l'on nomme la lucite (inflammation de l'épiderme provoquée par le rayonnement solaire). La lucite estivale bénigne est une photo-dermatose. Extrêmement fréquente, elle touche près de 10 % des adultes, avec une très forte prédominance féminine. Elle ne survient pas forcément après une exposition intense et prolongée au soleil. Elle peut survenir dès le premier bain de soleil. Elle est marquée dès le lendemain de l'exposition par une éruption aiguë très prurigineuse, avec de petites papules érythémateuses, parfois des vésicules, sur les zones du décolleté, des épaules et des membres, rarement au visage. Cette réaction de photosensibilité persiste les premiers jours d'ensoleillement puis s'atténue peu à peu au fur et à mesure que la peau bronze.

Les soins vitaminiques

Ce symptôme est lié à une simple carence en vitamines B. Les personnes qui en sont sujettes doivent donc se supplémenter en vitamines B dès le mois de mars attention, pour que cette cure préventive soit efficace, il faut prendre des vitamines naturelles.

La deuxième prévention consiste à se protéger de l'oxydation de la peau par les UV. Dans le cas de la lucite ou de l'intolérance de la peau au soleil, c'est la mélanine, ce petit pigment qui procure la couleur bronzée de la peau, qui s'oxyde et ne joue plus son rôle protecteur. Pour avoir une belle peau l'été, il faut donc aussi absorber suffisamment de vitamines A, C et E naturelles, car ce sont ces vitamines qui protègent la peau au soleil.

Les soins par les huiles

Pour activer le bronzage plus rapidement, on peut également utiliser des huiles topiques telles que l'huile de germe de blé, l'huile de carotte, de cynorrhodon, de millepertuis.

On peut appliquer ces huiles tous les soirs, après les bains de soleil. Elles nourrissent l'épiderme, le réhydratent et favorisent sa réparation.

L'ORDONNANCE

- Œmine B® (vitamines B végétales extraites du germe de blé) : 3 gélules le matin (ces vitamines sont également intéressantes l'été, car elles favorisent la synthèse de la vitamine D par la peau).
- Œmine solaire® : 2 capsules le matin.
- Œmine topique solaire® : en application tous les soirs après les bains de soleil ou sur les coups de soleil légers. Ce topique huileux, composé à partir d'une de mes anciennes formules à base de lavande, zinc, huile de carotte, de germe de blé et de millepertuis, soigne aussi bien les brûlures légères que les coups de soleil.

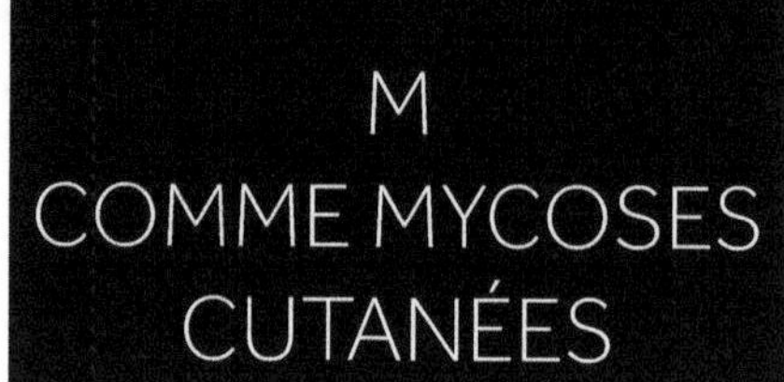

M COMME MYCOSES CUTANÉES

Les mycoses sont de deux sortes :

- Celles liées à des filaments micelliens : les dermatophytes. Ces mycoses touchent en général les plis (aine, creux axillaire) et les espaces interdigitaux, notamment aux pieds, le dernier espace inter-orteils, ainsi que les ongles (sous les ongles en périphérie) et parfois les jambes – plus rarement les mains. Ces mycoses peuvent aussi provoquer des lésions n'importe où sur le corps en donnant un aspect en cercle entouré de vésicules rouges (circiné). Ce type de mycose ne contamine pas les cavités.
- Celles liées à des levures pathogènes : les candidoses. Elles se localisent plus rarement sur la peau ou sinon à proximité des cavités qu'elles contaminent (coins des lèvres et dans la région ano-génitale). Elles peuvent se localiser autour de la base des ongles des mains (péri-onyxis).

Les mycoses à dermatophytes

On les reconnaît aux irritations entre les orteils (intertrigo) qui gagnent peu à peu la plante des pieds et le dessus des pieds. La peau pèle, se fissure, devient rouge ou se couvre de dépôts blanchâtres. Il peut y avoir des suintements et des surinfections par d'autres germes.

Les ongles peuvent être contaminés et le champignon détruit peu à peu la lame unguéale, de la périphérie vers sa racine, en créant un dépôt jaunâtre tantôt sous la forme d'une fine poudre sous l'ongle, tantôt avec des sillons sur l'ongle.

Comme je dis souvent à mes patients : si vous voulez guérir les ongles il faut traiter à la fois entre les orteils et sous l'ongle car le champignon a le gite dans les espaces inter-orteils et le couvert sous l'ongle.

Les mêmes champignons peuvent donner des lésions irritatives des plis de l'aine : la peau se pigmente légèrement et la lésion gagne peu à peu sur la cuisse. C'est en général la conséquence des mycoses plantaires chroniques, car c'est en enfilant les sous-vêtements qu'on ramène le champignon à l'aine. Parfois la mycose gagne aussi les plis sous les bras.

■ Comment les prévenir ?

La prévention des mycoses nécessite des mesures d'hygiène simples :

- Se laver les pieds avec un savon non irritant (par exemples le savon Eczebio®).
- Bien essuyer les espaces inter-orteils (notamment entre le 4e et le 5e orteils) avec une serviette de toilette uniquement utilisée pour les pieds.
- Désinfecter la baignoire et le bac à douche avec de l'eau javélisée (laisser agir 20 minutes avant de rincer).
- Éviter les tapis de bain, ou bien les laver régulièrement à 60 °C.
- Si malgré tout cela, des irritations surviennent, comme ces germes ont besoin d'humidité pour proliférer, il faut sécher les espaces inter-orteils, au besoin avec un sèche-cheveux.
- Bien aérer les pieds le plus possible. La sudation dans un milieu fermé (chaussures de sport) favorise en effet la prolifération des germes. On peut utiliser le talc Mycobio® pendant l'activité physique prolongée et comme déodorant.
- Changer de chaussures dès que l'on rentre du travail. Pour les loisirs, il est préférable d'éviter les chaussures qui font transpirer (baskets) ou qui sont trop serrées. De même en ce qui concerne les chaussettes, celles en synthétique sont à proscrire et il vaut mieux utiliser des chaussettes en coton ou en fil d'Écosse et les changer si possible tous les jours. Une bonne méthode consiste à changer de chaussures pour ne pas porter les mêmes deux jours de suite, et profiter de ce laps de temps pour talquer l'intérieur de la chaussure avec le talc désinfectant.
- Enfin, pour ne pas être contaminé dans les lieux recevant du public comme les salles de sport, les bords des piscines, les vestiaires, les douches publiques, il vaut mieux éviter de marcher pieds nus. Il faut donc porter des sandales ou des tongs. Certains endroits comme les tatamis des gymnases, sur lesquels on pratique pieds nus, peuvent aussi être contaminés. Dans ce cas, il faut bien se laver les pieds en rentrant chez soi et le cas échéant, appliquer le gel Mycobio® (voir ci-après).

Les soins locaux

Tout d'abord, bien laver les plaques et les espaces interdigitaux matin et soir avec un savon doux non acide, puis bien sécher les pieds, notamment les espaces inter-orteils, car les mycoses se développent dans les milieux chauds acides et humides.

Si la peau est très fissurée, on peut la sécher au début avec un colorant type : eau de Milian ou éosine à l'eau.

Contre le parasite lui-même, je recommande l'utilisation d'une gamme de soins naturels à base de plantes et d'huiles essentielles diluées. Ces plantes tropicales agissent parfaitement sur les diverses variétés de trichophytum (rubrum, mentagrophites, etc.). Les mycoses sont en effet plus fréquentes en zones climatiques chaudes et humides et les plantes de ces climats ont développé leur propre protection anti-fungique naturelle.

MON CONSEIL

Appliquer le gel Mycobio® à base de palmarosa et de dartrier puis le talc Mycobio® qui, grâce à ses actifs naturels (silicate de magnésie naturel et oxyde de zinc), absorbe les sérosités et autres suintements. Il faut par contre éviter le talc sur les fissures importantes.

Le soin des mycoses de ce type est long : il faut bien compter 3 mois de soins continus pour s'en débarrasser.

Pour les ongles : il est possible d'utiliser la lotion Mycobio® à base d'huiles essentielles et de plantes. Pour qu'elle soit efficace, il faut en mettre une goutte matin et soir sous chaque ongle. Et pour ce faire, placer le stilligoutte juste sur la pulpe de d'orteil tout en inclinant le flacon de telle sorte qu'il vienne se placer en dessous de l'ongle atteint. Car il faut que la goutte d'huiles essentielles pénètre bien sous l'ongle. Les atteintes unguéales sont très longues à soigner car il faut compter le temps nécessaire à l'ongle pour repousser (environ 6 mois à un an).

■ Les soins généraux

Les mycoses sont favorisées par l'excès de fromages et de produits laitiers fermentés. Des carences en zinc, en sélénium, en vitamines B les favorisent.

Il est donc utile de faire des cures de ces nutriments.

Parallèlement il est utile de prendre des probiotiques pour restituer à la flore intestinale son action antifungique naturelle. Cela évite aussi l'acidité digestive propice à la venue d'une sueur également acide favorable aux mycoses.

■ Les soins homéopathiques

- Trichophytum 4 CH : 5 granules 3 fois par semaine pour stimuler les défenses contre ce champignon.
- Berberis 4 CH : 5 granules au coucher en cas de terrain acide et de troubles circulatoires associés en relation avec le foie.

L'ORDONNANCE

Pendant 3 mois

- Après la toilette et avoir bien séché les espaces inter-orteils, appliquer matin et soir le gel Mycobio®, puis le talc Mycobio®.
- Si les ongles sont touchés, appliquer la lotion Mycobio® sous les ongles.

Les candidoses

Ce terme vient du nom d'un genre de levure, le candida. On regroupe sous le terme de candidose l'ensemble des maladies induites par les levures considérées comme pathogènes lorsqu'elles prolifèrent. La levure plus fréquente est le candida albicans. Cette sorte de mycose colonise les cavités (intestin, bouche, vagin). Elle y induit une irritation des parois muqueuses ; elle déséquilibre la flore, sécrète des substances toxiques et allergisantes comme la candidine, modifie le

PH. Cette levure n'a rien à voir avec les levures protectrices de la flore naturelle ou les levures alimentaires, la levure de bière et de boulanger notamment.

Le candida albicans peut aussi contaminer la peau en provoquant soit une inflammation du pourtour de la base de l'ongle (péri-onyxis), soit une irritation des coins des lèvres (perlèche) ou des inflammations des plis dans la région génitale notamment (intertrigo). Plus rarement, on retrouve le germe au niveau des pieds, qui sont plutôt le siège des dermatophytes (voir plus haut).

Sur un terrain déficient, la candidose risque de se généraliser à tout le tube digestif, parfois même aux bronches. Dans la bouche, elle couvre la langue d'un enduit blanchâtre ou au contraire produit un dépôt noirâtre ; au niveau de l'œsophage, elle entraîne des brûlures et au niveau intestinal, de la diarrhée. Au niveau vaginal, elle entraîne des pertes semblables à du lait caillé très irritantes, sources de rougeurs externes.

■ Les soins locaux

Pour lutter contre la candidose externe ou interne, il faut alcaliniser les zones atteintes. Il est possible de faire des lotions au bicarbonate de sodium : 1 cuillère à café par bol d'eau ou en bain de siège. Il est possible d'ajouter à cette lotion quelques gouttes de mélaleuque ou de propolis (voir ci-après).

Quand la candidose touche la région ano-génitale, le mieux est de faire des bains de sièges alcalins (2 cuillères à soupe de bicarbonate de soude par litre d'eau).

■ Les soins généraux

La cause principale des candidoses est le terrain acide et certaines carences, notamment en fer chez la femme, et en calcium. Les personnes diabétiques, du fait du déséquilibre acide lorsque la glycémie s'élève, sont aussi sujettes aux candidoses. Une alimentation trop sucrée les aggrave systématiquement.

Il est très difficile de se débarrasser d'une candidose, car c'est une contamination souvent chronique qui nécessite de modifier le terrain. Il faut tout d'abord éviter les plats acides et sucrés et, localement, toutes les lotions, les gels douches, les dentifrices ou les savons trop acides.

Les soins sont longs et c'est pour cela qu'il vaut mieux avoir recours à des produits naturels :

- La propolis est l'un des soins les plus efficaces des mycoses. La propolis est une résine fabriquée par les abeilles pour protéger leur ruche contre les agents infectieux et contre les moisissures ; d'où son nom : *pro polis* (pour la cité). Les abeilles la synthétisent à partir des bourgeons et de certains végétaux. Elle peut être utilisée soit sous forme de gomme à mâcher, soit sous forme de teinture hydro-alcoolique. On dissout la résine dans de l'alcool.
- Le bicarbonate de sodium. En alcalinisant les voies digestives, le bicarbonate combat des mycoses tant à l'extérieur qu'à l'intérieur. On en fait des bains de bouche, et il est possible d'en prendre 1 cuillère à café 3 fois par jour dans un grand verre d'eau.

■ Les huiles essentielles

Le mélaleuque (Melaleuca alternifolia) encore appelé arbre à thé (Tea tree) est une huile essentielle stimulante des défenses naturelles, anti-inflammatoire et anti-infectieuse, antibactérienne à large spectre, antifongique, et antiparasitaire. On peut l'utiliser localement ou par voie orale (en ce cas, il est nécessaire d'avoir une prescription médicale).

Le capeput (Melaleuca cajuputi) : c'est une huile essentielle que l'on peut associer au mélaleuque, car elle possède aussi une action anti-infectieuse et antifongique. On la recommande notamment dans les cas de furoncles.

■ Les soins homéopathiques

- Monilia albicans en 4 CH : 5 granules le matin pour aider l'organisme à lutter contre le germe tant que la mycose persiste, puis seulement une fois par semaine.
- Pour le terrain acide, Nitricum acidum 9 CH ou Argentum acidum 9 CH ; 5 granules le soir au coucher.

■ Les compléments

Dans les cas de la candidose, comme il y a souvent une carence en fer et une baisse d'immunité, on peut recommander de prendre du fer, sous une forme tolérée et non irritante, et pour l'immunité du sélénium et des alkylglycérols.

On peut ainsi recommander du fer et du sélénium sous forme de levure au fer et de levure séléniée. La levure naturelle est utile, car elle combat justement la levure pathogène.

L'alkylglycérol se retrouve dans les huiles de requin. C'est un acide gras naturellement présent dans la moelle osseuse et dans le lait maternel. Il stimule l'immunité et constitue un bon prébiotique.

Une cure de probiotiques est également toujours indispensable dans les cas de mycoses.

L'ORDONNANCE

Pendant 3 mois

- Nettoyer les lésions avec le liniment Linibio®, puis essuyer.
- Appliquer la préparation suivante : argile verte 10 g + huile essentielle de Melaleuca alternifolia 5 cc + Œmine propolis® bio 5 cc + cérat Eczebio cade® 50 g.
- Prendre 3 fois par jour avant les repas dans un verre d'eau 50 gouttes de Œmine propolis® bio, 3 gouttes d'huile essentielle de Melaleuca alternifolia. et 1/2 cuillère à café de bicarbonate de sodium alimentaire. Garder un moment en bouche puis avaler.

S'il s'agit d'une mycose vaginale :

- Faire préparer des ovules de la composition suivante : Melaleuca alternifolia HE 0,2 cc + Œmine propolis® bio 0,2 cc + calendula HATM phybio® 0,2 cc + argile verte 0,4 g + ovule gynécologique.
- Mettre un ovule tous les soirs pendant les 10 jours qui suivent les règles. À renouveler une fois si nécessaire.

P COMME PITYRIASIS

Les pellicules (Pityriasis versicolor)

Le pityriasis versicolor est une maladie de peau secondaire à la contamination par un germe que l'on nomme généralement le « champignon des plages », car il apparaît en général après une exposition au soleil. C'est une mycose bénigne qui, l'été, avec le soleil, dépigmente légèrement la peau en dégradant la mélanine. Malgré cette appellation, elle n'est pas pour autant forcément contractée sur les lieux de vacances. Mais comme les taches commencent à apparaître lorsqu'on expose la peau au soleil, on pense que c'est là qu'on s'est contaminé. Il s'agit soit de dépigmentations en carte géographique ou en gouttes, généralement localisées sur le dos et le thorax ; soit de taches plus sombres qui peuvent légèrement démanger et qui font penser à de la crasse sur la peau. Le terme « versicolor » rappelle que ces lésions peuvent avoir plusieurs teintes associées, avec des taches des plus claires au plus foncées.

On ne peut pas confondre ces dépigmentations avec un vitiligo, car elles sont moins nettes, bien moins blanches et qu'au toucher, il y a une sensation farineuse. Ce sont ces desquamations très fines qui lui ont donné son nom (pityriasis : petites squames).

■ Les soins locaux

Le pityriasis n'est pas grave, mais pour s'en débarrasser il faut faire scrupuleusement le soin suivant, sous peine de récidive : à ce jour, le seul soin vraiment efficace est un shampoing à base de sulfure de sélénium : Selsun®. On a aujourd'hui de plus en plus de mal à s'en procurer. On doit utiliser ce shampoing traitant au moins 2 fois par semaine pendant 3 à 4 mois, sur le cuir chevelu et sur le corps entier (le laisser agir pendant au moins 10 minutes et rincer abondamment). Juste après le shampoing, il faut mettre des vêtements propres et changer tout ce qui entre en contact avec le cuir chevelu et le corps. Ainsi, on prendra soin de désinfecter les brosses et les peignes avec le shampoing et de changer la taie d'oreiller, les serviettes, etc.

On peut également utiliser le shampoing Œmine PSO® et si le pityriasis persiste, appliquer en plus tous les jours le gel Mycobio® sur les plaques.

Il faut néanmoins savoir que les régions dépigmentées le resteront tant que la peau n'aura pas été à nouveau exposée au soleil. On peut donc conserver une dépigmentation tout en étant guéri. Pour s'assurer contre une récidive, on refera une cure de soins de 3 semaines avant l'été suivant en prévention. Si les zones ne démangent pas, ne sont pas cerclées de rougeurs, ne se propagent plus et que la peau n'est plus couverte de fines zones furfuracées (farineuses), on peut en déduire que le pityriasis est guéri.

■ Les soins généraux

Le pityriasis survient en général sur un terrain acide et on le rencontre associé aux pellicules du cuir chevelu lors de carences en vitamines B. On pourra donc faire une cure de ces vitamines.

L'ingestion de produits laitiers fermentés le favorise. On évitera donc leur consommation.

L'ORDONNANCE

Pendant 3 semaines

- Faire un shampoing 2 fois par semaine pendant 3 semaines cheveux et corps entier avec du shampoing Selsun® ou Œmine PSO®. Le laisser agir pendant au moins 10 minutes et rincer abondamment.
- Appliquer localement sur les marques blanches le gel Mycobio® matin et soir.
- Faire une cure de Œmine B® (vitamines B naturelles) : 3 gélules tous les matins.

Le pityriasis du cuir chevelu

Le pityriasis du cuir chevelu est l'association de pellicules, de démangeaisons et d'irritations. C'est un champignon banal que nous avons tous plus ou moins sur le cuir chevelu mais qui n'est pas irritant. Par contre, lorsque le terrain est acide, que le foie est perturbé, le champignon passe de la forme de levure à des formes de filaments qui agressent l'épiderme.

Le soin est le même que celui du pityriasis versicolor.

■ Les soins locaux

Il est utile de faire un shampoing antipelliculaire au moins 2 fois par semaine régulièrement (le laisser agir pendant au moins 10 minutes et rincer abondamment). Juste après, il faut nettoyer les brosses et les peignes avec le shampoing et changer la taie d'oreiller et les serviettes.

■ Les soins généraux

Comme le pityriasis survient en général sur un terrain acide, il faut diminuer les sucres, les laitages et notamment ceux qui fermentent (yaourts et fromages).

La cause principale est le stress, le surmenage notamment, l'excès de travail, survenant sur un terrain d'anxiété et d'inquiétude. Cela consomme les vitamines B et comme il n'y a pas de réserve de ces vitamines dans le corps, il est nécessaire d'en prendre régulièrement en complément.

Si les cheveux sont gras, on peut aussi faire des cures dépuratives pour le foie en alternant cure de soufre végétal et de bétaïne naturelle.

L'ORDONNANCE

Pendant 3 semaines

- Faire un shampoing 2 fois par semaine avec le shampoing Selsun® ou le shampoing Œmine PSO®. Le laisser agir pendant au moins 10 minutes et rincer abondamment.
- Faire une cure de Œmine B® (vitamines B naturelles) : 3 gélules tous les matins.

Pendant 3 mois, en alternance

- Œmine soufre® (radis noir-raifort) : 2 gélules aux repas du matin et du soir, 10 jours par mois.
- Œmine citrobétaïne® (citron-betterave rouge) : 3 gélules au coucher les 20 jours suivants.

P COMME PSORIASIS

Le psoriasis est une maladie de la peau chronique non contagieuse qui touche environ 3 % de la population. Son origine est encore méconnue, bien que l'on évoque une maladie héréditaire. Il s'agit d'un dérèglement de la réparation de la peau ; sur les zones atteintes, elle accélère sa croissance six fois plus vite que la normale. Ce phénomène est aujourd'hui essentiellement attribué à une perturbation de l'immunité et des lymphocytes, mais les troubles du métabolisme lui sont souvent associés.

Dans le psoriasis, la peau présente des plaques plus ou moins irritées et étendues, recouvertes de squames blanches d'épaisseur variable. Ces lésions peuvent être douloureuses et s'accompagner de démangeaisons. Elles sont rouges car les vaisseaux sanguins y sont dilatés.

Les causes

Mes observations m'ont permis de constater que les facteurs nutritionnels et psychiques sont les facteurs majeurs de survenue du psoriasis.

Mon hypothèse est que le psoriasis pourrait avoir trois causes associées : une origine héréditaire, un facteur déclenchant psychique, ce qui est communément admis, et enfin et surtout une cause métabolique.

Le psoriasis se caractérise par un emballement de la régénération des cellules de l'épiderme. Les cellules arrivent trop vite à maturité. Alors qu'un renouvellement de la peau se fait normalement en 28 jours, en cas de psoriasis, il peut se faire en une semaine. Les cellules n'ont pas alors le temps de « mûrir ». Or, comme l'épiderme est formé d'un empilement de couches successives de cellules qui s'éliminent peu à peu vers l'extérieur, cette accélération de leur croissance produit un encombrement. Il y a alors un épaississement de la peau. Des squames apparaissent qui se détachent en grands lambeaux. Mais l'épiderme dessous n'est pas mature et la base est saignante et irritable, un peu comme lorsque se forme une croûte sur une plaie et qu'on veut la décoller trop tôt.

Généralement, les lésions siègent sur les zones de frottement : coudes, genoux, mais aussi derrière les oreilles et sur le cuir chevelu. Il peut exister certaines formes dites inversées, lorsqu'elles touchent les plis de flexion, notamment l'aine ou le pli inter-fessier. Le psoriasis peut en fait apparaître partout où il y a irritation par frottement ou par macération. D'autres formes sont dites « en gouttes », parce que les lésions sont généralisées comme des gouttes d'eau posées sur la peau. Les ongles peuvent parfois être touchés. On constate des érosions et on parle d'« ongle en dé à coudre » ; ou bien l'ongle s'épaissit et on peut penser qu'il s'agit d'une mycose. Il existe donc diverses formes de psoriasis et il se peut que ces formes n'aient pas tout à fait la même origine.

■ Le facteur psychologique

La crise de psoriasis survient la plupart du temps à la suite d'un choc émotionnel grave comme un deuil. Ce peut être aussi une séparation, une grande peine, une grande frayeur, la peur de sa propre mort ou de celle d'un proche, et, dans une moindre mesure, la perte d'un emploi. Tout cela déclenche un stress. Nous verrons par la suite pourquoi les lésions se portent alors sur la peau.

■ Le facteur nutritionnel

On peut se demander pourquoi ce facteur est tant négligé par les dermatologues. Pourtant le simple fait que les squames de peau manquent de maturité et qu'elles ne soient pas correctement adhérentes devrait faire penser au constituant principal des membranes des cellules : les phospholipides ou lécithines. Comme nous allons le voir, et comme je l'ai découvert il y a maintenant plus de dix ans, c'est certainement la carence en phospholipides qui explique pour une grande partie l'apparition du psoriasis.

Soigner le terrain psoriasique dès le début des poussées

■ Soigner le psychisme

Plus on attend, plus la poussée de psoriasis est difficile à stopper, car les lésions sont auto-entretenues par le grattage et par le désespoir qu'elles occasionnent chez le patient ; et cela entretient également la maladie.

Comme les personnes qui ont du psoriasis ont tendance à avoir des idées fixes émotionnelles, il leur faut lâcher prise ou s'autosuggestionner de façon positive. Comme je l'explique dans le livre que j'ai consacré au psoriasis, le mieux est de se fixer une ligne de conduite basée sur la règle suivante : pour se le rappeler, il suffit de prendre les trois premières lettres du mot psoriasis : PSO (P comme Patience, S comme Soleil, O comme Optimisme).

Patience

Aucune plaque ne peut guérir en un clin d'œil. Jamais en moins de 3 mois. De nouvelles plaques peuvent même apparaître alors qu'on est en voie de guérison, un peu comme si les nouvelles lésions avaient été programmées avant que l'on ne commence le traitement. Il se peut que ces nouvelles plaques s'expliquent aussi par le fait que l'épine irritative est toujours là.

Soleil

Chacun sait que le soleil soigne le psoriasis. Il régule la cicatrisation de la peau et lui fait synthétiser la vitamine D qui est utile pour la régénération contrôlée de l'épiderme. Il est aussi revivifiant et redonne le moral. En revanche, point trop n'en faut. Quoi qu'il en soit, il faut préférer le soleil à la puvathérapie, car c'est plus naturel.

Optimisme

C'est le meilleur moyen de vaincre ses soucis en les reléguant à leur vraie place, c'est-à-dire en les relativisant ou, pour prendre une image, en les mettant quelque temps au placard, dans un sac bien noué. Il ne faut jamais se centrer sur les soucis car cela crée des idées fixes qui empêchent bien souvent de les résoudre. Les soucis empêchent de trouver les solutions à nos problèmes car ils obscurcissent notre intuition. Or, sans intuition, l'alliée de la raison qui peut nous aider à trouver les bonnes solutions, les soucis mélangent le vrai et le faux, la vérité et la supposition. Découvrir la solution aux problèmes est toujours plus fastidieux quand l'esprit est encombré de soucis.

On peut se demander si le dérèglement immunitaire qui est encore de nos jours considéré comme l'unique cause du psoriasis n'est pas en fait la conséquence de tout cela ; car il existe un lien psycho-neuro-immunologique bien admis. Tout ce qui affecte le moi psychique, le grand moi, va interagir sur le petit moi, celui de nos cellules ! Si vous êtes inquiet, pessimiste, soucieux, cela se communique à vos cellules, particulièrement à vos lymphocytes. Ces cellules se bousculent les unes les autres, et tout en s'excitant, elles communiquent leur excitation aux cellules de la peau. Et c'est ce que l'on observe dans le psoriasis. Se contenter de freiner l'immunité n'est pas la solution – cela ne fait qu'augmenter le problème.

■ Corriger les carences en phospholipides

Il y a quelques années, j'ai découvert l'action de la lécithine marine pour soigner le psoriasis.

Pour comprendre comment elle agit, voyons comment certaines carences agissent sur notre état et notre comportement : une carence en vitamines B rend plus irritable, celle en fer plus dépressif, celle en sérotonine nous rend plus agressif, celle en choline perturbe la mémoire.

De la même manière, le fait de prendre de la lécithine marine rend les personnes plus sereines. J'ai donc ainsi pensé que la carence en ce nutriment particulier pouvait expliquer le terrain qui conduit au psoriasis. Lorsque le stress survient, ce déséquilibre nutritionnel explique pourquoi il y a une très forte tension qui va jusqu'à la peau. L'organisme est en mode de surconsommation, et de surchauffe. On ressent vraiment cette tension. Tout se crispe et se tend.

En savoir plus

- Paul Dupont, *Comment se libérer du psoriasis par des méthodes naturelles*, Édition Nutraceutique, 2008.

Les soins locaux

Les soins externes consistent en :

- Faire tomber les squames sans irriter. Il est possible de ramollir les squames pour leur permettre de se détacher plus facilement tout en luttant contre l'acidité irritante de la peau avec un bain alcalino-magnésien.
- Hydrater et aider l'épiderme à se régénérer. On peut pour cela utiliser des crèmes grasses aux oméga 3 et à la lécithine marine.

Il y a ensuite des cas particuliers qui nécessitent des soins spécifiques.

■ Le psoriasis en gouttes

Il requiert de chercher une cause infectieuse ORL ou intestinale qu'il faudra soigner par antibiotiques et/ou huiles essentielles prescrits sur ordonnance médicale.

■ Le psoriasis du cuir chevelu

On peut proposer un liniment oléo-calcaire antiseptique tel le liniment Linibio® aux huiles essentielles. Ce liniment, en imbibant les squames, les ramollit et les désinfecte. Il faut l'appliquer la veille du shampoing ou au moins une heure avant. Parallèlement, on peut utiliser un shampoing aux huiles essentielles, comme celles de genévrier et de cajeput et avec un peu d'acide salicylique.

MON CONSEIL

Une heure avant le shampoing ou la veille, imbibez les plaques du cuir chevelu avec le liniment Linibio®. Laissez agir et le lendemain ou une heure après, faites un shampoing Œmine PSO®.

■ Le psoriasis infecté

Tout psoriasis peut être surinfecté. Tant que les plaques n'ont pas été désinfectées, il ne peut guérir.

■ Le psoriasis palmo-plantaire

Il provient souvent d'une carence en vitamine D. Il est donc nécessaire de se supplémenter en cette vitamine, tout en hydratant l'épiderme le plus possible. Dans certains cas, ce type de psoriasis se couvre de pustules et il faut alors aussi rechercher une cause mycosique. On peut rapprocher ce psoriasis de la pulpite psoriasique : la pulpe des doigts se sèche et se fissure. C'est très désagréable et cela s'aggrave au frottement. Il est délicat d'hydrater le bout des doigts car cela peut occasionner une gêne dans la vie courante, sauf avec des crèmes biologiques bien pénétrantes.

■ Le psoriasis inversé

C'est le psoriasis des plis (creux axillaire, plis de l'aine ou inter-fessier). Il faut là aussi chercher une infection par mycose ou staphylocoque. Des bains avec du permanganate de potassium peuvent être utilisés en association avec le topique Œmine PSO® à l'huile de calophile et au millepertuis. Ce sont des huiles calmantes et cicatrisantes.

MON CONSEIL

- Faites un bain de siège avec du permanganate à 1/10 000. Puis séchez avec une compresse.
- Appliquez ensuite Œmine topique PSO®, puis essuyez.

Les soins homéopathiques

Lors des poussées :

On peut donner 5 granules à la demande :

- Lycopodium 9 CH : 5 granules une fois par semaine chez les personnes hépatiques et stressées.
- Ignatia 15 CH : 5 granules chez les personnes en période d'anxiété ou soucieuses.

En soin continu de terrain :

- Psorinum 9 CH : 5 granules au coucher lorsque le psoriasis démange et a tendance à s'infecter.
- Kalium Arsenicosum 9 CH : 5 granules tous les matins en continu, car c'est le remède des squames et du psoriasis inversé des plis.

Ou bien :

- Arsenicum Iodatum 9 CH lorsque le psoriasis commence à blanchir mais qu'il s'entoure d'un liseré irrité et qu'il y a une sensation de brûlure.
- Sepia 15 CH : 5 granules en cas de période de déprime ou quand on broie du noir.

Les soins phytothérapiques

La phytothérapie du psoriasis comporte des plantes calmantes comme le tilleul, la mélisse, la lavande, qui peuvent être prises en tisane en alternance.

Certaines plantes sont plus spécifiques du traitement du psoriasis :

- La patience : cette plante est connue depuis longtemps pour son activité sur le psoriasis. On peut d'ailleurs trouver là une analogie avec la patience nécessaire dans la conduite à tenir pour calmer le psoriasis. Cette plante est douée d'un tropisme intestinal. Elle lutte contre la constipation et était autrefois préconisée dans toutes les maladies de peau.
- Le fumeterre : c'est un dépuratif qui améliore le flux de la vésicule biliaire et l'élimination rénale des déchets. Son intérêt dans le psoriasis est son action sympatholytique, c'est-à-dire que la plante diminue l'excès de stress du système nerveux autonome et en cela contribue à l'apaisement nécessaire. On peut la prendre aussi pour améliorer le sommeil. Enfin, le fumeterre est légèrement anti-inflammatoire. On prend la plante entière en infusion à la dose de 10 g/litre infusée pendant 20 minutes. Prendre une tasse le soir.
- Le securidaque : c'est une plante africaine utile dans les formes inflammatoires de la maladie. Cet arbre, également appelé « arbre violet », contient dans ses racines une grande quantité de salicylate de méthyle, une forme naturelle d'aspirine. La racine est utile contre les rhumatismes psoriasiques.

L'ORDONNANCE

Securidaca HATM phybio® : 50 gouttes 3 fois par jour, voire 1 cuillère à café dans un verre d'eau 3 fois par jour en cas de rhumatisme psoriasique.

Les compléments

■ La lécithine marine

Parmi les nutriments utiles dans le psoriasis, on trouve la lécithine extraite des œufs de poissons, dite lécithine marine. Elle agit à deux niveaux : la peau et les nerfs. Ainsi, elle régule la cicatrisation de la peau, favorise son oxygénation et apaise les nerfs.

La lécithine marine est un mélange de phospholipides particuliers avec du phosphore, de la choline, des acides gras oméga 3 DHA et EPA. C'est donc un véritable ingrédient actif très riche en énergie de par sa composition. La différence avec les autres lécithines tient aux acides gras qui sont portés par ces phospholipides. L'acide gras majoritairement présent dans la lécithine marine efficace dans le psoriasis est un oméga 3 DHA.

Cependant, ce n'est pas un traitement miracle du psoriasis. C'est un ingrédient qui va améliorer la peau et apporter un confort général seulement après un certain temps. Pour voir régresser les plaques de psoriasis, il faut en effet laisser le temps aux phospholipides de la lécithine d'intégrer nos cellules et en particulier les globules rouges, les lymphocytes et les kératinocytes (les cellules de l'épiderme). Et cela prend environ 120 jours en moyenne.

Ce complément solubilise les corps gras et favorise ainsi leur absorption intestinale, puis leur transport et leur fixation dans les membranes cellulaires sous la forme de phospholipides. Cette lécithine est différente des autres lécithines. C'est elle qui est la plus proche de celle de l'être humain. Elle apporte en effet des oméga 3 EPA/DHA sous forme active, tandis que la lécithine de soja, par exemple, apporte seulement des acides gras oméga 6.

Dans le psoriasis, on sait aujourd'hui qu'il y a un déficit en phospholipides comme ceux contenus dans la lécithine marine. Des études ont mis en évidence ce déficit dans la paroi des globules rouges des personnes atteintes de psoriasis, ainsi que dans leur peau. Son action dans le psoriasis pourrait s'expliquer par la voie de synthèse des prostaglandines PGE3. Ces substances régulent en effet à la fois la cicatrisation et l'inflammation. Or dans le psoriasis, il y a justement emballement de la production cellulaire et inflammation.

En fait, les intérêts de la lécithine marine sont bien plus étendus : car elle représente 30 % du poids sec du cerveau et 15 % des nerfs, elle favorise l'émulsion des graisses dans les lipoprotéines (des complexes qui véhiculent tous les corps gras dans le sang, notamment le cholestérol) et elle forme la membrane de toutes nos cellules. À l'intérieur des cellules, elle constitue également la paroi des mitochondries (les poumons des cellules) : elle participe donc à l'oxygénation du sang et à la respiration cellulaire.

Enfin et surtout, elle est le précurseur de l'acétylcholine, qui est un neuromédiateur du système nerveux autonome. Elle a de ce fait une action apaisante et calmante. Or, dans le psoriasis, il existe une tension émotionnelle nerveuse qui pourrait justement s'expliquer par une carence en acétylcholine.

MON CONSEIL

La lécithine marine est commercialisée seulement sous la marque Œmine PSO®, car elle est l'objet d'un brevet.

Il est possible de l'absorber soit sous forme de teinture, soit sous forme de gélules.

La cure intensive consiste à prendre 1 cuillère à café matin et soir de Œmine PSO® qui contient de la lécithine marine dans une teinture de rumex patientia, pendant 4 mois.

La cure longue peut aussi se faire sous forme de gélules de Œmine PSO® : 4 gélules matin et soir pendant 6 mois.

■ Les autres mesures diététiques et de supplémentation

Une étude récente a montré les effets bénéfiques du régime sans gluten, du sélénium et des vitamines B12.

En savoir plus

- Ricketts JR et al., « Nutrition and psoriasis », *Clinical Dermatology*, 2010.

La vitamine D en tant que régulateur de la croissance cutanée peut aussi être très favorable, raison pour laquelle les bains de soleil sont préconisés.

Attention à l'alimentation

On sait aujourd'hui que le psoriasis est une maladie métabolique, et que les personnes qui en sont atteintes ont plus de risques de développer du diabète ou une maladie cardiovasculaire s'ils ne font pas un peu de régime.

Bon à savoir

Pourquoi éviter les acides gras saturés ?
Les acides gras saturés sont ceux qui font grossir. Ils donnent du mauvais cholestérol et augmentent les triglycérides. Ce sont eux qui entraînent les maladies cardiovasculaires.
Ainsi, il est préférable d'éviter de manger trop souvent les aliments suivants : fromage, charcuteries, viandes grasses et abats. De même, il faut réduire autant que possible la consommation de beurre et éviter les sauces qui en contiennent, car le beurre cuit est encore plus riche en acides gras saturés.

Attention au gluten

Certaines personnes ayant des troubles digestifs, il est aussi conseillé pendant le traitement du psoriasis de diminuer le pain et les pâtisseries, car elles favorisent les fermentations acides intestinales. On peut les remplacer par du riz. Il ne s'agit pas cependant d'une règle aussi stricte que celle consistant à supprimer les corps gras saturés.

Privilégier les acides gras essentiels

Ce qui est en revanche favorable, c'est l'absorption d'acides gras insaturés, dits essentiels, comme les oméga 3. Ils sont présents dans la lécithine marine, car elle les véhicule en les solubilisant. Il est ainsi utile de manger du poisson au moins 2 fois par semaine et de prendre des huiles de table riches en oméga 3, comme l'huile de noix ou de cameline.

Éviter l'alcool

L'alcool favorise le psoriasis et empêche la lécithine marine d'agir. Il perturbe en effet le foie. L'alcool dégrade la bétaïne, qui est un pigment du foie et s'oppose au foie gras. Or, comme c'est la lécithine qui sert à synthétiser la bétaïne, plus on consomme d'alcool, plus le foie consomme et dégrade la lécithine, plus on a de risque de voir le psoriasis s'étendre et ne jamais guérir.

L'ORDONNANCE

- S'il y a de trop fortes démangeaisons ou si les squames sont trop épaisses, faire des bains réguliers avec la poudre alcalino-magnésienne Œmine PSO® : 1 à 2 doses par bain.
- Hydrater après le bain soit avec le lait Œmine PSO® à l'urée, soit avec un cérat de galien préparé en pharmacie mais sans benjoin ni borax et surtout sans produits à base de vaseline ou de paraffine.
- Prendre matin et soir une dose de charge de Œmine PSO® teinture à la patience et à la lécithine marine ou Œmine PSO® 4 gélules : lécithine marine en poudre.

R COMME ROSACÉE

La rosacée porte aussi le nom d'acné rosacée car les lésions ressemblent aux boutons d'acné. Mais ils guérissent mal, sont très rouges et sont associés à des rougeurs étendues bien localisées aux joues, aux pommettes, au nez, parfois sur le front et au menton. Ces lésions apparaissent en général vers l'âge de 30 ans et touchent les personnes qui ont la peau fine et sensible et qui ont un passé d'érythrose (ils rougissent facilement lors des émotions).

Les causes

La rosacée du visage fait suite à une lente évolution de couperose au niveau des joues, parfois du nez. Il s'agit de lésions à la fois de l'épiderme et des petits vaisseaux sous-cutanés dilatés et couperosés.

Elle est associée soit à des troubles gastriques, soit à des troubles hépatiques ou gynécologiques. On accuse un germe, le démodex, mais il est rarement la véritable cause de ce problème (tout comme le Propioni bacterium acnes n'est pas la cause réelle de l'acné vulgaire).

On distingue diverses causes associées selon sa topographie : lorsque la rosacée siège aux joues, elle peut être associée à un reflux gastro-œsophagien, à une gastrite, à des reflux bilio-gastriques. Si elle est plutôt localisée au menton, on doit rechercher une perturbation des ovaires et de l'utérus. Si elle est située au niveau du nez, un désordre hépatique lui est souvent associé.

Pour soigner la rosacée, il est nécessaire de tempérer l'inflammation locale, mais aussi de soigner l'inflammation gastrique, ou bien le trouble hépatique ou gynécologique. Enfin, il faut réparer les vaisseaux sanguins lésés.

Les soins locaux

La rosacée des joues est très invalidante, car les boutons sont souvent très rouges, déformant l'épiderme et centrés de points blancs d'allure purulente. Il faut donc réduire l'inflammation.

Le soin le plus approprié consiste à appliquer une lotion à base d'ichtyol. Il s'agit d'un sédiment fossile de poisson (d'où son nom) qui agit comme réducteur des rougeurs. Il doit être dilué soit dans de l'eau d'hamamelis, soit dans de l'eau distillée avec un pourcentage maximum de 1 %.

Comme pour l'acné « banal », le soufre agit comme antiseptique. Quant au zinc et au cuivre, ils sont respectivement cicatrisant et anti-inflammatoire.

Les soins généraux

Dans tous les cas, il est bon de s'assurer que derrière la couperose, il n'y a pas des problèmes gastriques, hépatiques ou gynécologiques.

Bien souvent la rosacée est associée à une gastrite et un reflux gastro-œsophagien. On peut proposer dans ce cas diverses plantes et huiles essentielles. Parfois une seule goutte d'huile essentielle de menthe des champs (Mentha sylvestris) prise en fin de repas suffit à éviter le reflux. Pour lutter contre la gastrite et aider à digérer, on peut recommander l'ache des montagnes (Levisticum officinalis).

MON CONSEIL

Pour lutter contre la rosacée avec reflux : Levisticum officinalis HATM® 50 gouttes aux 2 repas avec une goutte de Phybio Mentha sylvestris®.

La rosacée peut aussi être associée à un désordre du foie. En général, il s'agit d'une surcharge métabolique avec encombrement hépatique. Dans ce cas il faut absolument éviter l'alcool et les graisses. Je conseille souvent alors de prendre un dépuratif du foie à base de bétaïne (ce qui évite la congestion du foie qui conduit au « foie gras »), d'aubier de tilleul ou de citron.

MON CONSEIL

Pour lutter contre la rosacée avec encombrement du foie : infusion d'aubier de tilleul lors des poussées 10 jours par mois, puis cure de Œmine citrobetaïne® 3 gélules matin et soir les 10 jours suivants. Enfin 10 jours de cure à jeun avec 1 cuillère à soupe d'huile d'olive + 1/2 citron tous les matins pendant 10 jours.

Enfin, la rosacée peut être associée à un désordre gynécologique. L'utérus a tendance à se congestionner et les règles peuvent alors devenir douloureuses et/ou hémorragiques. Les plantes utiles dans ce cas sont celles qui sont astringentes, c'est-à-dire qui ont pour effet de resserrer les vaisseaux. Deux plantes sont très efficaces, que l'on peut associer : l'hamamélis et la potentille.

MON CONSEIL

Pour lutter contre la rosacée avec congestion utérine : Hamamelis virginiana HATM® 50 gouttes matin et soir et Potentilla officinalis HATM® 50 gouttes matin et soir par cures de 20 jours par mois à stopper après les règles.

Les soins homéopathiques

- Sanguinaria 7 CH : 5 granules dès que le visage a tendance à se congestionner, quelle que soit la cause de la rosacée. C'est un spécifique de la rosacée avec troubles utérins et de bouffées de chaleur.
- Iris versicolor 9 CH : 5 granules après les repas lorsque la rosacée est associée à des aigreurs d'estomac avec rougissement sur la digestion.

- Nux Vomica 4 CH : 5 granules avant les repas lorsque la rosacée est associée à des remontées acides par reflux gastro-œsophagien.

Les compléments

Ce sont à peu près les mêmes que ceux qui améliorent la couperose, mais en insistant surtout sur le cuivre et la vitamine K. Dans la rosacée, il est bon de les prendre de manière continue. Le cuivre est astringent et anti-inflammatoire et la vitamine K, en plus de son action sur les vaisseaux, favorise les enzymes alcalines digestives qui combattent les troubles inflammatoires de l'estomac et de l'intestin. La vitamine K est également utile en cas de saignements utérins ou de fibromes. On voit donc que c'est le complément de choix de la rosacée quelle qu'en soit l'origine.

L'ORDONNANCE

Sur les boutons eux-mêmes

- Appliquer localement matin et soir la préparation suivante : ichtyol 1 g + eau de rose 125 ml.
- Puis le soir, appliquer la préparation suivante : argile verte 2,5 g + ZNO 2,5 g + sulfate de zinc 0,5 g + sulfate de cuivre 0,5 g + fleur de soufre 0,5 g + ichtyol 0,1 g + Exephybio® 0,5 cc + cerat Eczebio calm® 50 g 1 pot.

Lors des poussées, cure de 8 jours

- Œmine cuivre® : 2 gélules 3 fois par jour.
- Ginkgo biloba HATM® : 50 gouttes matin et soir.

En soin continu, cure de 4 mois

- Œmine C2® : 2 gélules le matin.
- Œmine K® : 2 gélules au repas du soir.
- Ginkgo biloba HATM® : 50 gouttes le matin dans un verre d'eau 5 jours sur 7.

U COMME URTICAIRE

L'urticaire se caractérise par l'apparition de plaques rosées sur la peau, légèrement surélevées et associées en général à des démangeaisons. Cette maladie doit son nom aux orties, car elle reproduit le phénomène urticant que l'on ressent lorsqu'on se frotte aux feuilles de cette plante. L'ortie contient de l'histamine qui, dans le corps humain, provoque l'urticaire et qui, lorsqu'on s'y frotte, donne les papules urticantes. De fait, la poussée d'urticaire est secondaire à la libération d'histamine dans la peau par une variété de globules blancs : les mastocytes. Ces cellules jouent notamment un rôle dans l'immunité, la lutte contre les germes et les parasites.

Ce qui est caractéristique de l'urticaire, c'est que les crises ne durent pas plus de quelques minutes ou au maximum quelques heures et qu'elles sont limitées. Un signe caractéristique souvent associé est le dermographisme : si l'on gratte une zone de peau, elle se couvre d'une réaction urticarienne sur le trajet du grattage.

L'urticaire peut survenir ponctuellement et ne plus réapparaître. C'est généralement le cas lorsqu'il s'agit d'une allergie alimentaire avec un aliment absorbé rarement, par exemple un fruit de mer. On considère qu'une personne sur cinq a eu ou aura un jour de l'urticaire. Cependant, plus on va consommer cet aliment et plus les poussées peuvent être graves, allant jusqu'à provoquer un œdème du visage (œdème de Quincke).

Dans d'autres cas, elle devient chronique, avec des crises quotidiennes ou bien encore, elle est récidivante, notamment à chaque fois que l'on réintroduit l'aliment ou le médicament auquel on est allergique. Il faut donc tout faire pour trouver sa cause, car le phénomène peut aller croissant.

Enfin, l'urticaire peut s'associer à des douleurs intestinales liées, au niveau digestif, à un phénomène analogue à celui de la peau. Ce qui peut occasionner des douleurs, des malaises, parfois même des pertes de connaissance.

Le risque majeur de l'urticaire est lié à l'atteinte des muqueuses des voies aériennes supérieures. Ainsi, lorsque le gonflement touche la gorge et le visage, les paupières, les lèvres (on parle d'œdème de Quincke), il y a urgence. Car en touchant le pharynx, l'œdème peut entraîner une asphyxie et un arrêt cardio-respiratoire. L'œdème de Quincke, s'il n'est pas soigné en urgence, peut donc être fatal. Cette réaction allergique grave est aussi parfois associée à un blocage de la circulation sanguine : le choc anaphylactique, avec insuffisance circulatoire d'origine allergique qui peut elle aussi être mortelle.

Heureusement, l'urticaire est le plus souvent bénigne et peut se soigner facilement avec des produits naturels.

Les causes

Lorsqu'on se sait sujet à l'urticaire, il faut en trouver la cause, ce qui n'est pas évident. Il faut lancer une véritable enquête policière et passer en revue tout ce que l'on absorbe, tous les médicaments, les choses que l'on respire et ce avec quoi on est en contact. Malheureusement, c'est assez fastidieux à la fois pour le patient et pour le médecin ; et faute de diagnostic étiologique précis, beaucoup se contentent de prendre des anti-histaminiques à vie !

Une poussée d'urticaire peut ainsi être déclenchée par :

- Une infection virale ou parasitaire.
- Un contact externe avec une substance chimique, notamment des produits ménagers ou de toilette, certaines plantes urticantes ou un contact avec les animaux (poils de chat, chien, crin de cheval).
- Un médicament : aspirine, anti-inflammatoires, antibiotiques, anti-hypertenseurs et, ce qui est le comble, même les antihistaminiques que l'on prescrit dans l'allergie peuvent donner de l'urticaire.
- Un aliment : poissons, crustacés, fraises, kiwis, bananes, arachides, noisettes, etc.
- Un contact avec l'eau, le froid, le chaud.
- Une piqûre d'insecte ou des parasites (poux, gale).
- Un phénomène physique : frottement de la peau, vêtements serrés, sueur et effort physique.

Les facteurs déclenchants sont donc multiples. S'y ajoutent le stress et certaines maladies qui peuvent provoquer de l'urticaire, comme c'est le cas de certains dérèglements endocriniens. En général, les bilans à la recherche de la cause sont décevants et c'est souvent la personne qui développe de l'urticaire qui peut, elle-même, faire le lien entre un événement particulier et sa survenue.

Outre toutes ces causes classiques, mon hypothèse, qui s'est souvent révélée exacte, est que l'urticaire est en général liée à des problèmes hépatiques. Il faut en effet savoir que le foie est le plus gros organe du corps, qu'il sert en quelque sorte de hangar de stockage, mais aussi de gare de triage et d'usine d'épuration. Dans l'urticaire, c'est l'épuration, la destruction des déchets, qui est insuffisante. De ce fait, l'organisme fait appel à d'autres cellules destinées à détruire et éliminer les agents extérieurs. Ce sont les mastocytes qui effectuent ce travail que le foie ne peut réaliser directement et qui, par leurs sécrétions, provoquent l'urticaire. Ils sont mobilisés en excès à cause du défaut hépatique. C'est en ce sens que le soin alternatif de l'urticaire ne doit pas simplement être basé sur des anti-histaminiques qui ne soignent que les symptômes, mais aussi et surtout sur des soins hépatiques.

Les soins phytothérapiques

Plusieurs plantes peuvent être utiles dans le traitement de l'urticaire :

- La nigelle (Nigella Sativa) est la plante des périodes de crise d'urticaire, car elle limite les réactions liées à l'histamine. Non seulement cette plante protège le foie, mais elle possède aussi des activités anticancéreuses potentialisant la chimiothérapie de certains cancers. Elle ne doit pas être utilisée au-delà d'une cure de 2 mois consécutifs et par périodes de 3 semaines par mois.
- Le tournesol (Helianthus Annuus) connu pour son huile, l'est moins pour son action anti-allergique. Son extrait hydro-alcoolique peut pourtant être utilisé en parallèle avec la nigelle.
- Le fumeterre (Fumaria officinalis) est une plante de drainage qui normalise le flux biliaire : il l'augmente quand il est insuffisant et le réduit lorsqu'il est

trop turbulent. Cette plante peut donc favoriser l'élimination des déchets hépatiques.

- L'aubier de tilleul (Tilia tomentosa) est un bon draineur, mais dont il faut limiter l'emploi à des cures au printemps pendant quelques semaines.
- Le bouleau (Betula alba) est également une plante de drainage lymphatique à privilégier dans les formes d'urticaires déclenchées par des changements climatiques telles que l'urticaire au chaud, au froid ou à l'eau.

Le foie intervient pour éliminer une substance chimique ou alimentaire que l'organisme ne supporte pas ; le fait de renforcer les fonctions dépuratives du foie et de drainage suffit souvent à guérir l'urticaire.

L'association de ces plantes traite la plupart des urticaires bénignes en agissant d'un côté sur le symptôme et de l'autre sur la cause hépatique du problème.

Les soins homéopathiques

On utilise bien sûr les orties puisque le principe de l'homéopathie, « *similia similibus curantur* », est de soigner par le semblable. Les symptômes que provoque l'ortie (Urtica urens), l'ortie peut les soigner. Ceux provoqués par le venin d'abeille (Apis mellifica), l'abeille va les soigner.

Ainsi, on va donner Urtica urens 15 CH : 5 granules à sucer 4 à 6 fois par jour, lors des poussées d'urticaire. À associer en cas de démangeaisons à Apis mellifica 15 CH : 5 granules à sucer 4 à 6 fois par jour, notamment si les plaques ont tendance à gonfler.

Tout urticaire que ce soin ne ferait pas disparaître nécessite une enquête médicale plus approfondie à la recherche de sa cause, notamment parasitaire ou médicamenteuse.

Les précautions alimentaires

En périodes d'urticaire, il faut éviter les aliments fermentescibles ou qui peuvent favoriser les décharges d'histamine : les fromages, les yaourts, les charcuteries, les poissons en boîte, les œufs de poisson, les arachides, les crustacés, les fraises.

L'ORDONNANCE

Cures de 3 semaines par mois pendant 2 à 3 mois

- Urtica urens 15 CH : 5 granules à sucer 4 à 6 fois par jour.
- Nigella Sativa HATM® : 50 gouttes 3 fois par jour + Helianthus annuus HATM® : 50 gouttes 3 fois par jour dans le même verre d'eau.
- Œmine hepatic® : 2 comprimés 3 fois par jour.

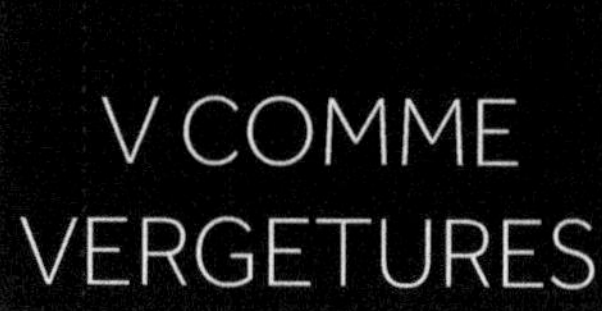

V COMME VERGETURES

Les vergetures sont des marques qui apparaissent sur la peau lorsque le tissu conjonctif du derme sous-cutané s'est étiré et déchiré. On voit alors apparaître des stries fines violacées ou rosées, plus ou moins étendues et plus ou moins visibles. Elles sont situées sur les zones de distension : bas-ventre, seins, cuisses, régions externes des hanches et même, bras. Elles vont peu à peu se cicatriser et s'éclaircir, puis laisser des traînées plus claires que la peau normale, et de couleur nacrée. À la puberté, près d'un quart des adolescentes risquent de développer des vergetures si elles ont une forte croissance. Et pendant la grossesse, notamment au cours des dernières semaines, 50 à 60 % des femmes enceintes les verront apparaître. Les garçons peuvent aussi être concernés en cas de variation du poids lors de la puberté.

Les causes

Les vergetures ont deux grandes causes :

- Une simple distension de la peau. Elle survient lors de la grossesse, ou lors des transformations physiques de la puberté, ou bien encore en relation avec un surpoids. Une prise brutale de poids peut en effet distendre le derme et provoquer les vergetures. Cela est encore aggravé si la perte de poids qui lui succède est brutale, et associée à des carences nutritionnelles liées au régime.
- Une anomalie du tissu conjonctif liée à une perturbation des glandes surrénales. Dans ce cas, c'est le collagène qui est déficient. C'est son manque qui fait perdre son élasticité et sa souplesse à la peau. L'hypercorticisme, c'est-à-dire l'excès de corticoïdes provenant des surrénales, ou bien la prise de médicaments à base de corticoïdes provoquent une fonte des protéines. Tandis que les muscles fondent et que les tissus s'infiltrent de lymphe, donnant un aspect bouffi au visage, le conjonctif perd de sa structure et devient insuffisant à assurer élasticité et tonicité des tissus. Les vergetures

qui s'ensuivent sont plus rouges, plus enflammées et plus étendues que dans les formes liées au surpoids.

Les soins locaux

Le traitement des vergetures constituées est très aléatoire, car comme il s'agit d'une lésion assez profonde et étendue en longueur, il y a peu de soins médicaux ou chirurgicaux efficaces. Il est donc préférable d'agir en prévention.

Il est tout à fait possible de prévenir les vergetures en suivant quelques règles simples. Il faut d'abord observer son corps : dès que l'on note une tendance au changement de volume des cuisses, des bras et des seins, lors de la puberté et de la grossesse, par exemple, il est possible d'appliquer sur ces zones à risque de vergetures une crème qui contient de l'alchémille et de la prêle comme la crème Siliderm Bio. Cette crème contient plusieurs actifs efficaces, notamment de la silice de prêle et des huiles riches en actifs hydratants. On étale cette crème en massant doucement sur le bas du ventre et les cuisses, le bord externe des seins et l'intérieur des bras.

Les soins généraux

Les vitamines et oligoéléments pour le tissu conjonctif :

- Les vitamines A, C, C2 et E : ces quatre vitamines participent à la réparation des tissus de soutien et du tissu conjonctif. Il faut les choisir naturelles, car les synthétiques ne jouent aucun rôle de réparation.
- Le cuivre : il intervient comme cofacteur des enzymes permettant la synthèse du tissu conjonctif et du tissu de soutien. La synthèse du collagène et de l'élastine, qui maintiennent dans nos tissus à la fois élasticité et tonicité, dépend de la présence du cuivre.
- Le silicium : il est nécessaire aux fibres de collagène dont il assure la cohésion et la souplesse. Parallèlement, il maintient l'élasticité des artères, des veines, des tendons et des ligaments. Un taux suffisant de silicium dans les tissus

évite des calcifications anormales. Il participe aussi à une bonne souplesse des cartilages.
- Le soufre : il participe au processus de reconstruction ; comme une partie des acides aminés soufrés, en particulier de la méthionine, il sert de base structurale à la régénération des tissus de soutien, comme du tissu conjonctif. Cette action de construction est particulièrement importante pour l'os, le cartilage, et les parois artérielles comme l'aorte.

Les soins phytothérapiques et homéopathiques

Les plantes à prendre pour prévenir les vergetures sont la prêle et l'alchémille et, éventuellement, le bouleau. Cependant, pendant la grossesse, on ne peut en prendre et il faudra faire le soin local avec la crème Siliderm® qui est en règle générale suffisante.

Dans tous les autres cas, on pourra faire des cures des trois plantes suivantes :

- L'alchémille (Alchemilla vulgaris HATM®) : prendre 50 gouttes le soir dans un verre d'eau, du 10e au 28e jour du cycle. L'alchémille est ainsi nommée, car c'est sur ses feuilles que les alchimistes recueillaient la rosée du matin ; c'est une plante cicatrisante et réparatrice du conjonctif, connue pour avoir des effets proches de la progestérone. Elle est utile dans le syndrome prémenstruel. Cependant on ne doit pas en prendre pendant la grossesse.
- La prêle (Equisetum arvense HATM®) : prendre 50 gouttes le matin, 20 jours par mois. Elle est ici utile pour sa richesse en silice et en minéraux. Sa forme rappelle des fibres dures au toucher. C'est ainsi qu'on la recommande chaque fois que le tissu conjonctif est déficient ; c'est-à-dire pour raffermir les tendons, les ligaments, les tissus de soutien, notamment le conjonctif du derme.
- Le bouleau (Betula Alba HATM®) : il sera recommandé en fin de cycle, 8 jours avant les règles, s'il y a une rétention d'eau. Il diminue la congestion du bas-ventre. Prendre 3 cuillères à café dans un litre d'eau à boire dans la journée, du 20e au 28e jour du cycle.

À cela il faut ajouter en homéopathie Tissu conjonctif 4 CH (5 granules à jeun) et Silicea 4 CH (5 granules à jeun).

L'ORDONNANCE

Localement

Appliquer tous les soirs sur les zones de tissu distendu : crème Œmine siliderm®.

Un mois au début de chaque saison ou en période de transformation des formes

Prendre en alternance :

- Œmine AC® : 1 capsule le matin 3 jours sur 7.
- Œmine E® : 1 capsule le matin 2 jours sur 7.
- Œmine C2® : 2 gélules le matin 2 jours sur 7.

En cas de début de vergetures.

Prendre en alternance :

- Œmine cuivre® : 2 gélules le matin 5 jours sur 7.
- Œmine soufre® : 2 gélules le soir 2 jours sur 7.
- Alchemilla vulgaris HATM® : 50 gouttes le soir dans un verre d'eau du 10e au 28e jour du cycle.
- Equisetum arvense HATM® : 50 gouttes le matin 20 jours par mois.

En cas de rétention d'eau

- Betula Alba HATM® : 3 cuillères à café dans un litre d'eau à boire dans la journée du 20e au 28e jour du cycle.
- Tissu conjonctif 4 CH : 5 granules à jeun.
- Silicea 4 CH : 5 granules à jeun.

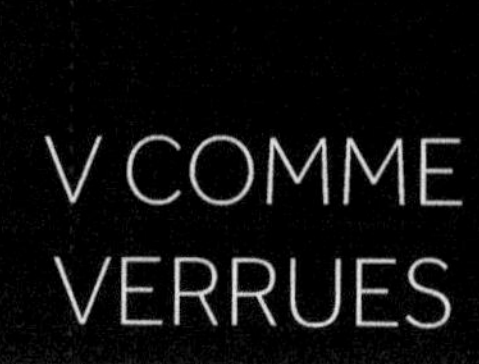

Les verrues vulgaires

Les verrues sont des excroissances de chair rugueuses qui siègent en général aux extrémités (mains et pieds). Elles peuvent s'étendre peu à peu ou se propager en formant des verrues en mosaïque. Leur origine est virale et de ce fait, elles sont contagieuses. La pénétration du virus est favorisée par la peau sèche et parfois par de petites blessures. Elles sont plus fréquentes chez l'enfant, car la peau est plus fine. Les lieux de contamination sont les sols humides (piscine, salles de sport, vestiaires, douches, plages).

Soit la verrue siège aux doigts, aux coudes et aux genoux. Parfois située près des ongles et même dessous, elle n'est pas douloureuse mais peut devenir gênante. Soit il s'agit d'une verrue plantaire : sa racine s'enfonce et la lésion n'est donc plus surélevée mais centrée par un cratère rugueux. Les verrues plantaires sont de plus en plus fréquentes.

■ Les soins locaux

Avant tout traitement, il faut consulter un dermatologue afin de s'assurer que la lésion que l'on veut soigner est bien une verrue.

Si l'on veut guérir la verrue, il vaut mieux éviter la neige carbonique qui, bien qu'efficace en surface sur la rugosité, n'a aucune action sur le virus et peut le plus souvent le disséminer. Si ce type de soin n'est pas associé à un antiviral local, la verrue traitée donne naissance à de multiples petites verrues tout autour d'elle : ce sont les verrues en mosaïque qui se propagent autour de celle qui a été brûlée.

Le soin que je propose ici, je l'ai mis au point il y a presque trente ans et il a permis de guérir des centaines de verrues. Il consiste à appliquer tous les soirs un vernis occlusif à base d'acides (voir le détail dans « L'ordonnance ») et tous les matins une lotion à base de plantes.

Le vernis doit être préparé par le pharmacien. Il est plus efficace que les vernis classiques et il est préférable aux interventions radicales chirurgicales ou par laser.

Il va décaper peu à peu la partie rugueuse. C'est pour cette raison qu'il ne faut pas appliquer ce vernis autour, mais seulement au centre de la verrue elle-même avec une tête d'épingle, un bout en bois d'allumette ou encore la spatule fournie par le pharmacien.

Une goutte de cette préparation suffit, car elle très concentrée. Il faut ensuite la laisser sécher pendant quelques minutes. Puis on recouvre la verrue d'un sparadrap occlusif du type blenderm pour la nuit (c'est un occlusif qui contribue à asphyxier le virus). Il faut recommencer cette opération tous les soirs.

Chaque matin, il faut ensuite enlever le blenderm et les pellicules de peau morte puis appliquer la lotion Veruphybio®. Cette lotion à base de plantes et d'huiles essentielles contient des ingrédients actifs contre le virus de la verrue (viricide) et contre la verrue elle-même (verrucide). On peut ensuite recouvrir la verrue quelques minutes avec un pansement imbibé de cette solution.

Les deux étapes ci-dessus doivent être reconduites jusqu'à complète disparition de la verrue. À un certain stade, en effet, la verrue va se décoller (la racine va se cliver et on voit au fond un piqueté sombre qui correspond aux vaisseaux qui nourrissaient la verrue et qui se sont coagulés).

Lorsque le fond des lésions est légèrement rosé, on peut arrêter le vernis collodion du soir, tout en continuant la lotion Veruphybio® que l'on appliquera alors matin et soir jusqu'à complète guérison. S'il réapparaît la moindre surélévation sur le fond érodé de la lésion, il faut reprendre le vernis du soir quelques jours de suite.

■ Les soins homéopathiques

Les spécifiques homéopathiques des verrues sont le thuya et la douce amère :

- Thuya 4 CH : 5 granules à jeun. Le thuya en homéopathie est l'unitaire de toutes les excroissances de chair.

- Dulcamara 4 CH : 5 granules au coucher. La douce amère agit sur la lymphe et l'immunité et chaque fois que les tissus sont sujets à la stagnation qui fait le lit des tuméfactions – notamment quand la personne est sensible à l'humidité.

■ Les compléments alimentaires

Parallèlement, on peut prendre des compléments alimentaires destinés à reconstituer le film lipidique de la peau.

Il faut en effet savoir que les virus des verrues vont plus facilement se fixer si on a la peau sèche, notamment au niveau de la plante des pieds. Ainsi, on peut recommander de faire une cure d'huile d'onagre biologique (par exemple Bionagre® : 2 capsules le matin).

Avec ces soins, les verrues des mains guérissent en général en 3 semaines et celles des pieds en 1 mois et demi. L'évolution est marquée par un décollement de la lésion qui se déracine. On voit que l'évolution est favorable quand la verrue laisse place à une zone érodée qui se cicatrisera d'elle-même.

L'ORDONNANCE

Localement

- Tous les soirs, appliquer le vernis composé de acide salicylique 5 g + acide lactique 7 g + collodion élastique 9 g (préparation faite par votre pharmacien). Appliquer avec une spatule sans déborder. Laisser sécher au moins 10 minutes puis couvrir d'un blenderm.
- Tous les matins, appliquer la lotion Veruphybio®, puis recouvrir d'un pansement protecteur. Quand la verrue se sera décollée après être devenue blanche, il faudra continuer à appliquer la lotion pour la guérir définitivement.
- Si la verrue devient sensible, il faut tirer les peaux et décoller l'ensemble.

.../....

Pendant 2 mois

- Thuya 4 CH : 5 granules le matin.
- Dulcamara 4 CH : 5 granules le soir.
- Bionagre® : 2 capsules le matin.

Les verrues planes

Les verrues planes sont des excroissances planes de chair qui siègent en général aux extrémités (surtout le dos des mains) et au visage. Elles peuvent peu à peu se propager. Leur origine est virale et de ce fait, elles sont contagieuses. La pénétration du virus est favorisée par la peau sèche.

Pour les guérir, il suffit d'appliquer la lotion Veruphybio® mentionnée précédemment diluée de moitié ou au tiers dans de l'eau tous les soirs. Sur les verrues plus tenaces, on peut appliquer cette lotion pure un soir sur deux.

Ces verrues guérissent en environ 3 semaines.

Les verrues séborrhéiques

Nommées aussi « kératoses séborrhéiques », ces lésions n'ont rien à voir ni avec les verrues vulgaires qui sont liées à un virus, ni avec les kératoses solaires ou actiniques qui, elles, sont le signe d'une oxydation de l'épiderme. Les verrues séborrhéiques sont des surélévations molles et grasses de l'épiderme plus ou moins épaisses. Elles sont souples au toucher, contrairement aux autres verrues qui sont rugueuses. Elles peuvent siéger sur le tronc, sur la poitrine et au niveau des plis de flexion, sur le visage, le dos et parfois le cuir chevelu. Elles ont une couleur chamois, grisâtre, voire parfois pigmentée foncée.

■ Les causes

Leur origine est inconnue. Il se pourrait qu'elles soient également d'origine virale, ce qui expliquerait pourquoi elles se propagent. Elles sont souvent associées aux autres signes de carence en vitamine B, comme la dermite séborrhéique, la perlèche, la colite. On note souvent la présence des mêmes lésions dans l'entourage, mais plus qu'une hérédité, il se peut que ce soit une contamination familiale.

Bien entendu, se pose toujours la question du diagnostic et, avant toute chose, il faut consulter un dermatologue pour le confirmer. Si l'on a un doute sur une lésion, il est possible de faire faire une vidéo-microscopie. En général, le diagnostic de verrue séborrhéique est cependant facile.

Les soins doivent être précoces sinon les verrues vont se multiplier. Il ne faut surtout pas les brûler, car cela favorise leur propagation – ce qui plaide d'ailleurs encore une fois pour une cause virale.

■ Les soins locaux

Pour soigner ce type de verrue, il est possible d'utiliser un cérat pour hydrater la verrue. Il est possible pour cela d'utiliser par exemple le cérat Eczebio calm® : à appliquer en faisant bien pénétrer matin et soir sur la verrue. Ce cérat très gras contient des plantes actives sur la cicatrisation et antivirales comme la camomille. Comme il est très gras, il aide la verrue à se déliter.

On associe ce soin à la lotion Veruphybio® utilisée contre les verrues classiques. Il faut l'appliquer 1 soir sur 2 avant le cérat. Il suffit avec un coton de tamponner chaque verrue.

Si la verrue ou les verrues ne diminuent pas suffisamment vite, il est possible d'appliquer le soir sur les plus épaisses 1 à 2 fois par semaine un vernis collodion corrosif du même genre que celui utilisé pour les verrues vulgaires mais avec une très faible concentration des acides et selon la formule indiquée dans « L'ordonnance » ci-après, tout en continuant le reste des soins locaux.

En règle générale, au bout de 1 mois, la verrue séborrhéique va complètement se désépaissir, laissant la place à une petite tache rosée.

■ Les soins homéopathiques

En homéopathie pour les verrues séborrhéiques, je conseille de prendre :

- Antimonium crudum 9 CH : 5 granules à jeun.
- Nitricum acidum 9 CH : 5 granules au coucher.

■ Les compléments alimentaires

Parallèlement, faire une cure de vitamines B et D naturelles.

La vitamine B limite la tendance à la séborrhée, tandis que la vitamine D régule la croissance des tissus. Il faut choisir des vitamines naturelles végétales.

En savoir plus

- Paul Dupont, *La vitamine D source d'éternelle jeunesse*, édition Clara Fama, 2011.
- Paul Dupont, *La vitamine D : on en a tous besoin*, éditions Marabout, 2012.

L'ORDONNANCE

Localement

- 2 soirs par semaine sur la verrue le vernis composé de : acide salicylique 0,5 g + acide lactique 0,7 g + collodion élastique 9 g. À appliquer avec une spatule sans déborder. Ce vernis est corrosif. Il faut l'appliquer avec une tête d'épingle ou un bout d'allumette mais sans en mettre autour. Laisser sécher au moins 10 minutes puis couvrir d'un blenderm.
- À alterner avec le cérat Eczebio calm® tous les soirs.
- Tous les matins, appliquer la lotion Veruphybio®.

Pendant 3 à 6 semaines

- Sucer Antimonium crudum 9 CH : 5 granules le matin.
- Sucer Nitricum acidum 9 CH : 5 granules au coucher.
- Œmine D3® (lichen boréal) : 3 doses spray le matin.
- Œmine B® : 3 gélules le matin.

V COMME VIEILLISSEMENT ACCÉLÉRÉ DE LA PEAU (OU HÉLIODERME)

Chacun cherche le meilleur moyen de prévenir le vieillissement. Et de ce fait, on cherche à connaître le degré d'oxydation de l'organisme, car plus le corps s'oxyde (comme la rouille sur le fer), plus il se dégrade et vieillit.

Un des moyens pour connaître son état général, c'est de regarder sa peau. Il y a à ce niveau une symptomatologie facile à identifier et à surveiller, qui peut servir de marqueur du degré d'oxydation de l'organisme : l'héliodermie. Tout comme l'ostéodensitométrie est aujourd'hui le reflet de la déminéralisation, l'héliodermie peut parfaitement quantifier le risque de complications liées à l'oxydation de nos tissus.

L'héliodermie associe diverses lésions de peau, dont l'apparition progressive traduit l'état d'oxydation : des taches brunes, notamment sur les parties découvertes, visage, dos des mains, avant-bras, région pré-tibiale. À un stade plus avancé, ces taches deviennent rugueuses et se recouvrent de kératoses. Ce sont des plages brunes ou grisâtres, improprement nommées « taches de vieillesse », mais qui, indépendantes de l'âge, sont prédégénératives. Elles peuvent se compliquer d'épithéliome baso-cellulaire (une forme de carcinome cancéreux bénin qui siège sur la base de l'épiderme). À cela, s'associent des zones de dépigmentations, dites taches « achromiques », en gouttes plus ou moins nombreuses et étendues, à ne pas confondre avec du vitiligo. Elles sont en général légèrement excavées. C'est la perte des pigments de mélanine par oxydation. Enfin, des zones d'élastose peuvent apparaître, caractérisées par une peau amincie, sèche, perdant sa souplesse par altération des fibres de collagène et d'élastine. Ce dernier phénomène est à rattacher à un vieillissement plus marqué et il est la conséquence d'une perte de vascularisation des couches superficielles, qui entraîne un mauvais renouvellement des fibroblastes et du tissu conjonctif. La carence en silice qui se majore avec l'âge peut accélérer ce phénomène. C'est l'ensemble de ces symptômes identifiables qui permet de suivre l'évolution du processus oxydatif.

Les causes

Bien que l'héliodermie touche sélectivement la peau et soit attribuée en général à l'exposition au soleil, c'est à mon avis un mode de réaction au phénomène oxydatif chronique plus général qui touche l'ensemble de l'organisme. Le soleil n'est pas seul en cause, d'autres oxydants comme l'ozone et les nanoparticules de diesel des grandes villes peuvent être impliqués, de même que les xénobiotiques (tous les médicaments de synthèse pétrochimique et les phytosanitaires de l'agriculture). Certains auteurs parlent de « vieillissement naturel » ou « photo-induit », sauf que si de telles lésions apparaissent après un été au soleil chez une personne d'une vingtaine d'années, c'est qu'il ne s'agit pas seulement de processus de vieillissement. Il n'est pas du tout certain que l'exposition solaire soit à elle seule responsable de ce phénomène et si ces lésions apparaissent sur les zones exposées au soleil, c'est avant tout parce que l'exposition est le facteur déclenchant. Mais les causes sont à rechercher ailleurs, notamment dans le stress oxydatif général associé à des déficiences en antioxydants, comme nous allons le voir.

En fait, cette pathologie cutanée laisse présager d'une augmentation du potentiel dégénératif de la peau, mais aussi du corps entier.

Comment lutter contre le vieillissement ?

Il faut apporter à l'organisme suffisamment d'antioxydants. De nombreuses études ont en effet confirmé ces dernières années leur effet bénéfique, car ils protègent les cellules, à la fois leur membrane et leur noyau, ainsi que l'ADN – et permettent de ce fait de diminuer les risques de cancer et de dégénérescence, tout en ralentissant le vieillissement.

Par ordre de puissance voici quels sont les meilleurs de ces antioxydants :

■ L'huile de krill

L'huile qu'on extrait à froid du krill (crevette polaire) selon un procédé breveté NKO conserve toutes ses capacités. Cette huile possède un effet antioxydant près de 30 fois plus élevé que les vitamines E. On comprend que cette huile puisse donc être très bénéfique pour la prévention du phénomène oxydatif et de l'héliodermie. Des études sont actuellement en cours pour évaluer son impact préventif sur les risques dégénératifs.

■ Les vitamines E

Lorsqu'on parle des vitamines E, on devrait dire plutôt les tocophérols. Ils sont au nombre de quatre et ont des effets différents. Le gamma-tocophérol semble plus actif que l'alpha- tocophérol dans certaines pathologies oxydatives (notamment, sur la pollution urbaine). Quoi qu'il en soit, ils ont un effet préventif du phénomène de vieillissement et de l'oxydation de la peau. Ils régulent les pertes en eau et améliorent le film lipidique cutané. Les tocophérols protègent les lipides des membranes cellulaires.

■ Les vitamines A et C

Les vitamines A et C ont un effet conjugué sur le derme et l'épiderme. Comme ce sont des pigments naturels, elles ont la capacité d'absorber une partie du spectre UV qui est à l'origine du phénomène héliodermique. La vitamine C présente également un effet anti-UV direct qui protège de l'érythème solaire. Parallèlement, ces vitamines participent à la réparation des grains de mélanine. Cependant, l'exposition aux UVA réduit rapidement le stock des vitamines dans la peau. Par exemple, 90 % des vitamines A du derme sont dégradées au bout de 8 jours d'exposition solaire.

Quand on sait le rôle que ces vitamines jouent pour la santé de la peau, on comprend que leur carence peut induire également des troubles de cicatrisation et de réparation de l'épiderme. La vitamine A régule le développement des kératinocytes. Son déficit induit sécheresse et altération de la peau. Au niveau du derme profond, les vitamines A et C augmentent la synthèse des fibres de collagène, tandis que la vitamine C régénère l'élastine du derme après application locale chez l'homme. Les vitamines A et C ont une activité antirides démontrée sur la peau de souris.

Pour lutter contre l'héliodermie, le vieillissement et la sécheresse de la peau, il est possible de proposer la prise par voie orale des vitamines A, E et C, associée à une application locale. Cela agit rapidement sur la sécheresse cutanée. La cicatrisation est meilleure, car cet apport augmente la microcirculation cutanée. L'utilisation locale de crèmes à base de vitamines E accélère en général la cicatrisation. Les lésions inflammatoires locales diminuent rapidement et cela atténue l'érythème et les démangeaisons de façon significative.

■ Les vitamines C2

Sous le terme de vitamines C2 (ou anthocyanes), on regroupe de nombreux pigments. Ces vitamines ont une grande affinité pour la paroi vasculaire. Elles améliorent la résistance des vaisseaux et protègent la microcirculation de l'oxydation. Les études en cours montrent qu'elles stabilisent les phospholipides membranaires et augmentent la biosynthèse des mucopolysaccharides (des molécules qui assurent la bonne structure du tissu conjonctif de soutien). Il y a induction de la fabrication des nouveaux petits capillaires et de fibres de collagène des tissus vasculaires. De nombreuses études ont montré par exemple l'action antioxydante des myrtilles. Avec trois actions majeures : vasodilatation artérielle, protection, diminution de l'agrégation plaquettaire. Tous ces effets cumulés en font un excellent protecteur contre l'oxydation. Pris en excès, ces pigments seraient automatiquement éliminés ou dégradés par l'organisme en fonction des besoins sans aucun risque d'accumulation nocive.

Bon à savoir

Méfiez-vous des vitamines de synthèse.

Attention cependant aux vitamines de synthèse : tout ce que nous venons de dire concerne essentiellement les vitamines naturelles. Car ce sont des pigments qui absorbent l'énergie solaire. Par contre leurs analogues de synthèse que l'on trouve dans la plupart des compléments alimentaires n'ont jamais fait la preuve de leur efficacité. Une grande étude scientifique a montré dans ce sens que le complexe ACE synthétique pouvait générer plus de cancers.

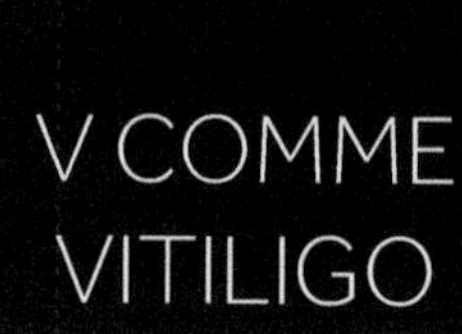

V COMME VITILIGO

Le vitiligo se caractérise par l'apparition de taches de dépigmentation très blanches avec une périphérie bien marquée. Il peut siéger à n'importe quelle partie du corps, mais le plus souvent sur les zones découvertes comme les mains, le cou et le visage, le pourtour des lèvres ou encore les paupières.

Ces taches sont liées à la perte de la mélanine, le pigment de la peau, par destruction des mélanocytes, les cellules qui assurent la pigmentation.

Le vitiligo peut avoir généralement deux origines : soit une maladie auto-immune avec des anticorps développés contre les mélanocytes, soit une origine héréditaire.

Il ne faut pas confondre le vitiligo avec des dépigmentations transitoires liées à des champignons : le pytiriasis versicolor qui se traduit par des plages moins bien limitées, moins nettement dépigmentées et avec au toucher une sensation farineuse.

Tous les soins du vitiligo sont longs, surtout chez l'enfant au début, mais ils peuvent permettre une complète repigmentation.

Le rôle du soleil et des vitamines

Le principal problème du vitiligo, outre son aspect inesthétique, réside dans le risque de coup de soleil et de plus forte dégradation de la peau. Là où la peau est dépigmentée, les UV peuvent provoquer des brûlures qui, à la longue, aggravent et propagent les plaques de vitiligo. Par contre, le soleil va aussi intervenir pour guérir le vitiligo.

Les maladies associées

Le fait d'avoir un vitiligo sur certaines parties du corps doit faire rechercher d'autres maladies auto-immunes comme par exemple une thyroïdite. C'est souvent le cas lorsque le vitiligo se localise au cou et aux yeux.

Les soins généraux

■ Se protéger du soleil

L'été ou lorsque l'index UV est important, il est indispensable de se couvrir ou de mettre un écran solaire sur les plaques (choisir un écran solaire biologique pour éviter que les ingrédients pétrochimiques n'oxydent la peau et n'aggravent le vitiligo). L'écran solaire doit être appliqué toutes les 2 heures entre 11 h et 16 h. Mais pour bien faire, il vaut mieux s'abstenir d'aller au soleil à ces heures-là.

L'esthétique peut être améliorée par des couvrants. Il y a diverses marques vendues en pharmacie notamment la crème Couvrance d'Avène® ou la Covermark®. Il est préférable d'utiliser ces produits plutôt que des crèmes dites « autobronzantes », qui ne font que colorer la peau pour faire croire à la présence du bronzage.

■ Les soins de repigmentation

L'objectif est de favoriser la récupération des mélanocytes en stimulant leur activité sur les zones saines ou sur les plaques dépigmentées elles-mêmes. Car il existe en général des îlots de mélanocytes intacts, même s'ils ne sont pas visibles à l'œil nu. Ce soin est long et il va augmenter la différence de pigmentation entre le bord des plaques et les plaques elles-mêmes (par contraste).

Les soins phytothérapiques

Le khella (Ammi majus L. ou Ammi visnaga), plante connue pour repigmenter la peau, a été depuis de nombreuses années proposée pour améliorer le vitiligo. Cependant, elle ne doit pas être utilisée pure, car elle contient divers principes actifs, notamment la khelline, une substance photosensibilisante.

Bien qu'elle ne présente pas les mêmes risques que les psoralènes, sa prescription par voie orale doit être faite à des doses limitées et sous contrôle médical.

On peut l'appliquer par contre plus facilement en topique. Des études menées avec cette plante sont assez encourageantes. Mais mal utilisée, elle peut entraîner des effets secondaires avec irritation cutanée. Comme toutes les ombellifères, elle est à l'origine de réactions irritatives, et même phototoxiques. Si vous décidez de suivre le protocole que je vais expliquer ci-dessous, il faudra donc le faire avec prudence et en le respectant à la lettre.

Pour repigmenter les plaques, il faut employer le mélange ci-dessous, que l'on peut préparer soi-même. Cette préparation doit être utilisée de mai à octobre tous les jours avant de s'exposer au soleil.

La préparation est la suivante : Ammi visnaga HATM® 1 cuillère à café + Ginkgo biloba HATM® 1 cuillère à café + Œmine Derm® 2 tubes + Œmine topique solaire® 1 flacon.

Il faut appliquer cette préparation sur les plaques, juste avant de les exposer au soleil, en faisant une séquence d'exposition très courte tous les jours vers midi solaire. L'exposition ne doit pas durer plus de 7 minutes chaque jour. Ensuite, il faut s'essuyer et mettre un écran solaire. Le soir, il est possible de remettre un peu de la préparation sur les plaques ; mais il ne faut surtout pas l'appliquer pendant l'exposition solaire autrement que pendant les quelques minutes indiquées ci-dessus.

Cette préparation est à base notamment de vitamines A et E végétales et d'huile de millepertuis biologique. Elle contient des plantes qui favorisent le bronzage naturel tout en protégeant la peau.

Par contre comme elle est photosensibilisante, cette préparation ne doit pas être employée en dehors des périodes de repigmentation solaire indiquées ci-dessus.

MON CONSEIL

Il y a un autre principe que l'on peut suivre – et qui paraîtra à certains comme une bizarrerie. Je conseille en effet à mes patients d'aller au soleil de manière progressive en partant de 1 minute et en augmentant d'une minute chaque jour jusqu'à 7 minutes. Tout en respectant un cycle très précis, qui est basé sur le jour de naissance. Ainsi, si vous êtes né un lundi, vous commencez le lundi de chaque semaine par une exposition d'une minute, le mardi 2 minutes, et ainsi de suite, jusqu'au dimanche 7 minutes. Puis vous démarrez un nouveau cycle. Si le temps est couvert, vous pouvez quand même exposer les plaques à la lumière, et juste avant cette exposition fractionnée, vous pouvez appliquer la préparation que je viens d'indiquer.

Les soins homéopathiques

- Peau 4 CH : 5 granules tous les matins.
- Arsenicum album 4 CH : 5 granules au coucher.

Si on suspecte que le vitligo puisse être d'origine auto-immune et, plus particulièrement, qu'il soit secondaire à un vaccin, il est dans ce cas possible de prendre 5 granules en 9 CH du vaccin impliqué. Par exemple : DTPolio 9 CH : 5 granules 1 fois par semaine.

Z
COMME ZONA

Le zona est lié à un virus proche de celui de la varicelle et de l'herpès. Il peut être grave s'il est négligé, notamment chez les personnes âgées.

L'éruption est précédée d'une sensation de cuisson, mais ce n'est pas toujours le cas. Elle se traduit par de petites vésicules qui se regroupent en bouquet ou qui sont localisées sur le trajet périphérique de la racine d'un nerf.

Certaines localisations sont très caractéristiques : par exemple, en ceinture intercostale ou abdominale, ou encore au visage sur le trajet du nerf facial (partant de l'oreille et gagnant les tempes).

Autour des yeux le zona peut être grave, car s'il se propage à la cornée, il peut y laisser des cicatrices.

Il peut s'associer à de la fièvre et généralement à une fatigue plus ou moins prononcée.

Le risque lié au zona est la douleur résiduelle. Le zona nécessite des soins d'urgence.

Les causes

On considère aujourd'hui que le zona est sans doute une sorte de récidive localisée de l'infection par le virus de la varicelle. Avec une différence, c'est qu'il se limite à un ganglion nerveux (mais on ne peut pas affirmer qu'il s'agit d'un virus de varicelle qui y serait resté quiescent). En tout cas, c'est à la faveur d'une baisse de l'immunité (notamment chez les personnes carencées en vitamines) que le virus se réactive et provoque une inflammation d'un ou plusieurs ganglions nerveux. Il suit ensuite la gaine du nerf (comme pour l'herpès) et provoque l'éruption des vésicules sur la peau. Comme le zona ne touche qu'un ou quelques ganglions contigus, l'éruption ne sort que sur le territoire de peau couvert par les fibres nerveuses de ces ganglions. Le problème n'est donc pas situé au niveau de la peau, mais bien au niveau du dos, là où se situe le ganglion touché – avec un risque induit, le ganglion se cicatrise mal. C'est ce qui provoque les douleurs « post-zostériennes » souvent intolérables. D'où la nécessité d'agir vite.

Les soins locaux

■ Lutter contre virus

Dès les premières sensations, il faut frictionner avec de l'huile essentielle d'Agatophyllum aromaticum. C'est l'huile essentielle de ravensare, à ne pas confondre avec celle de ravintsara (Cinnamomum camphora) qui est une variété de camphrier. Cette essence est active sur l'herpès du zona, mais elle est aussi cicatrisante et anti-inflammatoire. Elle est très bien supportée sur les plaies.

MON CONSEIL

Huile essentielle de ravensare : la quantité maximale locale est de 6 gouttes 3 fois par jour pure (une sur chaque vésicule) ou diluée dans un topique huileux. Il faut répéter cela tant que les lésions brûlent, jusqu'à 6 fois par jour.

■ Cicatriser

Il faut dès le début associer cette huile essentielle à des cicatrisants telle l'huile rouge de millepertuis.

■ Calmer la douleur

Diverses huiles essentielles peuvent être utilisées en friction, diluées à 1 % dans de l'huile d'olive ou de carthame. Il faut masser non pas les vésicules, mais la région du dos où se situe le ganglion nerveux touché par le virus. On peut utiliser pour cela les huiles essentielle de menthe poivrée (Mentha piperata) de citronnelle (Cymbopogon martinii) ou d'eucalyptus (Eucalyptus radiata).

Les soins généraux

Je conseille une infusion de mélange de matricaire, chardon bénit et chardon marie : prendre 1 cuillère à soupe par bol de ce mélange à parts égales à laisser infuser 15 minutes : en boire une tasse 3 fois par jour.

On peut rajouter dans cette infusion de l'hydro-alcoolat de matricaire (Matricaria HATM).

Les soins homéopathiques

- Rhus tox 4 CH : 5 granules le matin tant qu'il y a des vésicules.
- Pyrogenium 4 CH : 5 granules tous les matins pendant 8 jours dès le début des symptômes.
- Belladona 4 CH : 5 granules le matin tant qu'il y a des brûlures.

Les compléments alimentaires

Plusieurs compléments alimentaires sont conseillés dans le traitement du zona :

- Le magnésium, car il renforce l'immunité et contribue à réparer le système nerveux.
- Les vitamines B, pour les mêmes raisons.
- Le sélénium, car il augmente l'immunité.
- L'huile de krill, comme antioxydant et réparateur nerveux. C'est aussi un anti-inflammatoire qui, pris dès le début, permettra d'éviter une mauvaise cicatrisation des lésions.
- Les alkyls-glycérols pour augmenter les cellules immunitaires.

Lorsque le zona est en voie de guérison, remplacer ces compléments par des vitamines A et C naturelles pour aider la cicatrisation.

L'ORDONNANCE

Pendant 20 jours

- Faire une infusion de chardon bénit et de camomille (les deux en quantités égales) : en mettre une poignée par demi-litre d'eau, laisser infuser 20 minutes et ajouter 3 cuillères à café de Matricaria HATM phybio® dans cette tisane. En faire des lotions locales avec un coton et en boire une tasse 3 fois par jour.
- Localement, appliquer le topique Eczebio® sur toute la zone sensible et en imbiber une coton hydrophile à plaquer en permanence sur toute la zone. À renouveler 3 à 4 fois par jour.
- En même temps, sur chaque vésicule, appliquer 1 goutte de Phybio RPS® (à base de ravensare et de camomille) 3 à 4 fois par jour sur les lésions et, en cas de douleur, quelques gouttes sur le dos de Rhuphybio® (complexes d'huiles essentielles antivirales et antalgiques).
- Pyrogenium 4 CH : 1 dose le matin.
- Rhus tox 4 CH : 5 granules 3 fois par jour le temps de la poussée.
- Œmine B® : 2 gélules le matin, midi et soir.
- Œmine magnésium® : 2 gélules le matin, midi et soir.

CONCLUSION

Comme je vous l'ai expliqué tout au long des pages qui précèdent, il est possible et même souhaitable d'entretenir sa peau avec des moyens naturels. La nature contient suffisamment de principes actifs qui sont en sympathie avec notre corps. Notre peau les reconnaît et s'en nourrit, contrairement aux molécules de synthèse qu'elle rejette le plus souvent.

Mais pour conserver un teint éclatant, il faut avoir aussi une bonne hygiène de vie, pratiquer régulièrement de l'exercice physique, aller respirer au grand air, s'exposer au soleil aux bonnes heures, boire de l'eau et manger des aliments variés et si possible de culture biologique. Il faut aussi apprendre à découvrir quelles sont nos carences pour les corriger. Souvent, cela pourra suffire à guérir les petits problèmes de peau.

Enfin et surtout, il est nécessaire d'apprendre à faire le lien entre notre peau, ses maladies, nos préoccupations, nos stress et nos erreurs de comportement. Car il y a bien souvent des relations de cause à effet entre notre état mental et notre peau. Et c'est pour cela qu'on devrait tous apprendre à se relaxer, pourquoi pas à méditer, afin de rétablir le bien-être intérieur qui contribue au bien-être extérieur de la peau.

DU MÊME AUTEUR

Oligo-éléments et Sels minéraux, Les nutriments qu'il vous faut, Clara Fama, 2014

La vitamine D, on en a tous besoin, Marabout, 2013 - 2014

Les vitamines : vérités et mensonges, Clara Fama, 2011

Vitamine D, Hormone solaire, source d'éternelle jeunesse ?, Clara Fama, 2010

Comment se libérer du PSORIASIS par des méthodes naturelles, Nutraceutique, 2008

Votre Santé selon les 4 tempéraments, DRC diffusion, 2005

Utilisation pratique des compléments alimentaires, DRC diffusion, 2004

Les Oligo-éléments, équilibre vital, DRC diffusion, 2004

Le stress et la découverte de soi, DRC diffusion, 2001

Les glandes endocrines et notre santé, DRC diffusion, 1997

Propriétés physiques et psychiques des huiles essentielles, DRC diffusion, 1996 - 2000

Les vitamines, source de vie, DRC diffusion

Encyclopédie des Médecines Naturelles, « Phytothérapie et aromathérapie en dermatologie », EMN, 1993

TABLE DES MATIÈRES

Du même éditeur

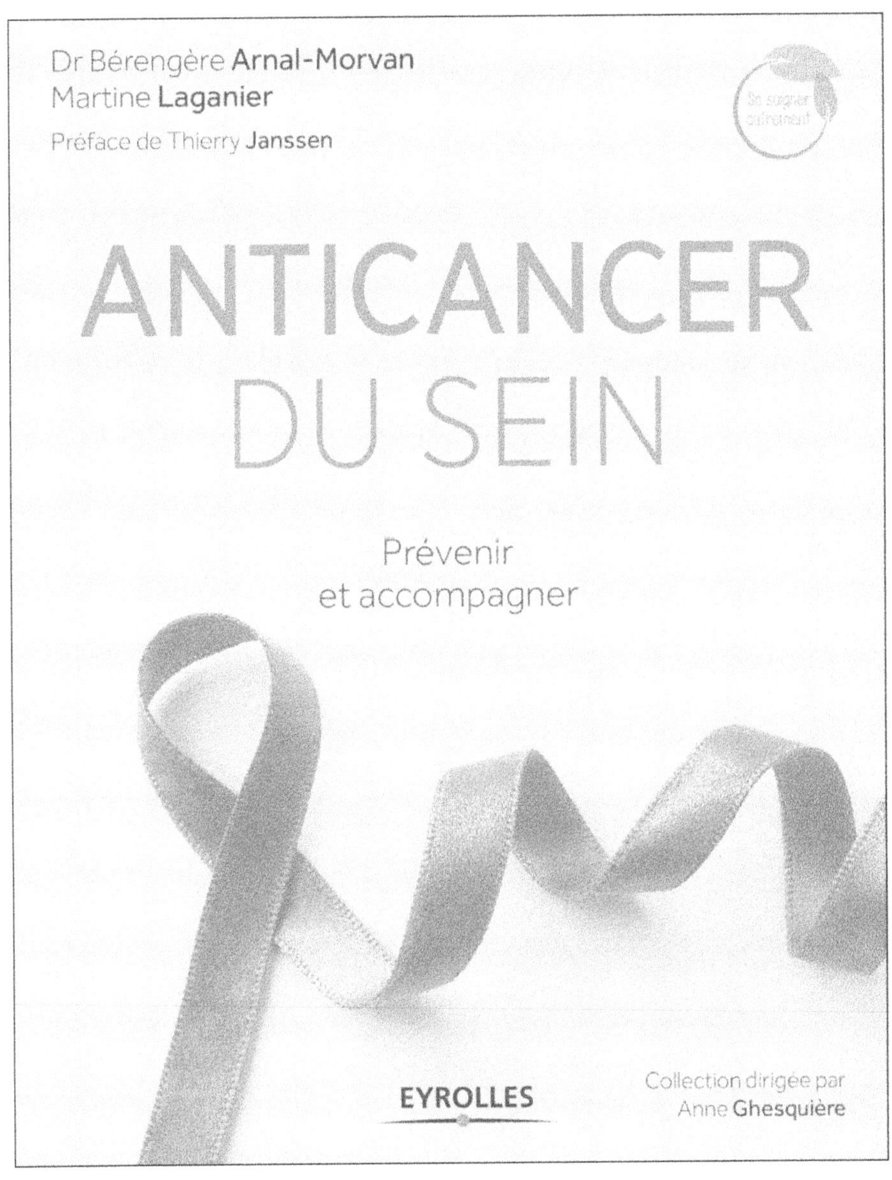

Imprimé en Allemagne par BoD

www.ingramcontent.com/pod-product-compliance
Ingram Content Group UK Ltd.
Pitfield, Milton Keynes, MK11 3LW, UK
UKHW051116220726
13924UKWH00008B/2264

9 782212 564624